U0334789

中医药畅销书选粹·方药存真

当代资深名老中医秘验单方精选

编著 徐福宁 柏立群 霍敏

中国中医药出版社·北京

图书在版编目（CIP）数据

当代资深名老中医秘验单方精选/徐福宁，柏立群，
霍敏编著. —2 版. —北京：中国中医药出版社，2012. 1
（2023.9 重印）
（中医药畅销书选粹·方药存真）
ISBN 978 - 7 - 5132 - 0637 - 2

Ⅰ. ①当… Ⅱ. ①徐… ②柏… ③霍… Ⅲ. ①方书 -
汇编 - 中国 Ⅳ. ①R289. 2

中国版本图书馆 CIP 数据核字（2011）第 226699 号

中国中医药出版社出版

北京经济技术开发区科创十三街 31 号院二区 8 号楼
邮政编码 100176
传真 010 - 64405721
廊坊市祥丰印刷有限公司印刷
各地新华书店经销

开本 880 × 1230 1/32 印张 7 字数 179 千字
2012 年 1 月第 2 版 2023 年 9 月第 7 次印刷
书号 ISBN 978-7-5132-0637-2

定价 25.00 元
网址 www. cptcm. com

服 务 热 线 010 - 64405510
购 书 热 线 010 - 89535836
维 权 打 假 010 - 64405753

微信服务号 zgzyycbs
微商城网址 https://kdt. im/LIdUGr
官 方 微 博 http://e. weibo. com/cptcm
天猫旗舰店网址 https://zgzyycbs. tmall. com

如有印装质量问题请与本社出版部联系（010 - 64405510）

出版者的话

中国中医药出版社作为直属于国家中医药管理局的唯一国家级中医药专业出版社，自创办以来，始终定位于"弘扬中医药文化的窗口，交流中医药学术的阵地，传播中医药文化的载体，培养中医药人才的摇篮"，不断锐意进取，实现了由小到大、由弱到强、由稚嫩到成熟的跨越式发展，短短的 20 多年间累计出版图书 3600 余种，出书范围涉及全国各级各类中医药教材和教学参考书；中医药理论、临床著作，科普读物；中医药古籍点校、注释、语译；中医药译著和少数民族文本；中医药政策法规汇编、年鉴等。基本实现了"只要是中医药书我社最多，只要是中医药教材我社最全，只要是中医药书我社最有权威性"的目标，在中医药界和社会上产生了广泛的影响。2009 年我社被国家新闻出版总署评为"全国百佳图书出版单位"。

为了进一步扩大我社中医药图书的传播效应，充分利用优秀中医药图书的价值，满足更多读者，尤其是一线中医药工作者的需求，我们在努力策划、出版更多更好新书的同时，从早期出版的专业学术图书中精心挑选了一批读者喜欢、篇幅适中、至今仍有很高实用价值和指导意义的品种，以"中医药畅销书选粹"系列图书的形式重新统一修订、刊印。整套图书约 100 种，根据内容大致分为七个专辑："入门进阶"主要是中医入门、启蒙进阶类基础读物；"医经索微"是对中医经典的体悟、阐释；"名医传薪"记录、传承名医大家宝贵的临证经验；"针推精华"精选针灸、推拿临床经验；"特技绝活"展现传统中医丰富多样的特色疗法；"方药存真"则是中药、方剂的精编和临床应用；"临证精华"汇集临床各科精妙之法。可以说基本涵盖了中医各主要学科领域，对于广大读者学习中医、认识中医和应用中医大有裨益。

今年是"十二五计划"的开局之年，我们将牢牢抓住机遇，迎接挑战，不断创新，不辱中医药出版人的使命，出版更多、更好的中医药图书，为弘扬、传播中医药文化知识作出更大的贡献。

中国中医药出版社

2011 年 12 月

内 容 提 要

　　《当代资深名老中医秘验单方精选》是笔者广集全国著名中医学家的秘、验、单方数千首，经整理而成的，被收入对象均为正高级职称者（即教授、主任医师、研究员）。是目前同类书籍中档次较高，内容较好者之一。此次从中精选近200位专家的秘验单方近500首，范围涉及内、外、妇、儿、肿瘤等临床各科，近300个病种。每方列有处方、功效、用法、说明等，条理清楚，一目了然，使用方便，疗效可靠。适用于广大医务工作者及自学中医者使用。

前　言

　　中医学源远流长，历代名医大家不断从理论与实践中完善，使之渐进发展。名老中医禀家学、承师传，从理论和实践中不断继承、发掘、发展祖国医学，从而形成各家名医流派，各具独巧医技（术），这些宝贵的中医学之精华经多年的临证施用，日臻完善，弥觉可贵。

　　治病救人乃医学之宗旨，而疗效的良莠，则是中医学术生存与发展的决定因素，提高临证治疗水准是历代医者最重视的问题，总结名老中医的学术思想和临证经验则是提高临床疗效，促进中医学术发展的最基础之工作。《当代资深名老中医秘验单方精选》是笔者从临床与医学报道中广搜全国著名中医学家的秘、验、单方数百首，涉及内、外、妇、儿、骨伤、肿瘤等诸多临床学科，近300种疾病。分科论述，以病为纲，着重施笔于名老中医各家精微之处，纲明目细，条理清楚，浅显易读，可使阅者得其要领，易于师法。

　　纵览全书所载，均悉临证验方，疗效可靠，使用方便。为使这些来自名家的灵验妙方服务于人民，我们将本书奉献给您，由衷希望它成为广大医学工作者的良师益友。

目　录

一、内　科

感　冒

汤承祖　江苏省南通市中医院主任医师

【处方】麻黄 1000 克

【功效】祛风散寒。

【用法】上药洗净去节，晒干，打碎，研粉过 100 目筛，水泛为丸，如莱菔子大，每次 1 克，置丸于杯中，用沸水冲入。乘热将口鼻对杯口，接受杯中热气，口向杯中轻轻吹气，则热气上冲口鼻，待温度能入口时则少少饮之尽，每日 2 次。

【说明】本方适用于风寒感冒初起，鼻塞流涕，喉痒咳嗽，微恶寒，脉浮缓，舌苔薄者。高年体衰者忌用。

感　冒

赵长立　内蒙古自治区中蒙医院主任医师

【处方】金银花 20 克　连翘 16 克　牛蒡子 13 克　桔梗 14 克　板蓝根 20 克　地龙 22 克　红花 17 克　蝉蜕 18 克　僵蚕 14 克　郁金 13 克　玄参 26 克　大黄 3 克　薄荷 11 克　栀子 8 克　甘草 6 克

加减：大便干燥、舌苔黑黄腻厚，或谵语者大黄可加至 5 克；咳嗽加川贝母 14 克、寸冬 14 克、瓜蒌仁 16 克、生石膏 40 克；咽痛、扁桃体红肿加山豆根 13 克、青果 13 克、锦灯笼 10 克；腮腺炎加马勃 12 克。

【功效】清热解毒。

【用法】水煎服。

【说明】本方适用于治疗感冒时瘟。临床应用 50 余年，无不应手奏效。方中如加羚羊角粉或广角粉 3 克（作 3 次冲服），亦可治瘟毒发斑发疹。此方用之得当，能退一切高烧。

肺　　炎

周仲瑛　南京中医药大学教授

【处方】豆豉 9 克　薄荷 3 克　荆芥 9 克　桑叶 9 克　菊花 9 克　金银花 9 克　连翘 9 克　桔梗 3 克　牛蒡子 6 克

加减：咳嗽较甚加前胡、杏仁、浙贝母、枇杷叶；痰黏加瓜蒌皮、冬瓜仁、竹茹；胸痛加郁金、枳壳；夹湿加藿香、佩兰、半夏、橘红、茯苓、薏苡仁；兼暑证加香薷饮或六一散、鸡苏散、鲜荷叶、银花露。

【功效】辛凉解表，疏风透热，轻宣肺气。

【用法】水煎服。

【说明】本方适用于治疗肺炎初期（卫分证）。

肺　　炎

周仲瑛　南京中医药大学教授

【处方】麻黄 6 克　杏仁 9 克　甘草 6 克　石膏 30 克　知母 9 克　黄芩 9 克　竹叶 6 克　芦根 30 克　鱼腥草 15 克　金银花 9 克

加减：热郁胸膈加栀子、豆豉；痰多色黄加桑白皮、冬瓜仁、薏苡仁、桃仁、瓜蒌皮、葶苈子；胸闷痛加瓜蒌、橘络、旋覆花；咳血加郁金、白茅根、藕节、茜草、羊蹄根；腑实热结加大黄、芒硝；肠热下痢加葛根、黄连。

【功效】清热泻火，泄肺化痰。

【用法】水煎服。

【说明】本方适用于治疗肺炎中期（气分证）。

肺　炎

周仲瑛　南京中医药大学教授

【处方】黄连6克　黄芩9克　金银花12克　连翘9克　丹皮9克　赤芍9克　郁金9克　远志6克　天竺黄9克

加减：伤津加生地、玄参、麦冬；热极生风加钩藤、石决明。另服羚羊角粉、紫雪丹；邪入心包，病势严重，用万氏牛黄丸、安宫牛黄丸、至宝丹。

【功效】清营泄热，化痰开窍。

【用法】水煎服。

【说明】本方适用于治疗重症肺炎（心营证）。

哮　喘

姜春华　上海医科大学教授

【处方】佛耳草15克　旋覆花9克　全瓜蒌15克　五味子9克　碧桃干15克　防风9克　老鹤草15克

【功效】截喘降逆，止咳化痰，抗菌消炎。

【用法】水煎服。

【说明】本方适用于治疗哮喘。临床一般不必辨证。一试再试，疗效尚佳。对哮喘具有较好的近期疗效。

哮　　喘

张梦侬　湖北中药大学院教授

【处方】全蛤蚧 1 对（酥炙）　红参、川贝母、炒知母、桑白皮、桔梗、前胡、苦杏仁、粉甘草、茯苓、广陈皮、党参、北条参各 60 克　姜半夏 30 克。

【功效】补肺滋肾，益气生精，止咳定喘。

【用法】上药除蛤蚧酥炙外，余药共炒焦，研细末。发病时，每次服 3 克，每日 3 次，开水送服。不发病时，每次服 1.5 克，每日饭前服 2 次。

【说明】本方适用于治疗虚喘。对肺气肿之久年喘咳，多能见效。症状控制后，可停药观察。

哮　　喘

赵清理　河南中医学院主任医师

【处方】麻黄 3 克　胡椒 3 克　车前草 10 克　杏仁 6 克　生姜 6 克　红糖 5 克

【功效】温肺化痰，止咳平喘。

【用法】共捣碎，加水少许拌匀，仿乳罩形式，内衬塑料布，将药摊于塑料布上，装入乳罩内，敷贴于双肺俞穴与双肾俞穴。3 日换 1 次。

【说明】本方适用于治疗哮喘经年不愈而证情偏寒者。

支气管炎

赵长立　内蒙古自治区中蒙医院主任医师

【处方】侧柏叶35克　玄参26克　麦冬14克　瓜蒌仁16克　川贝母14克　郁金13克　葶苈子14克　杏仁9克　生石膏40克　金银花20克　板蓝根20克　地龙23克　蝉蜕18克　桃仁14克　橘红14克　黄芩14克　桑白皮13克　桔梗14克　白前10克　败酱草16克　海浮石13克　甘草6克

加减：哮喘甚者加麻黄5克、苏子14克；热甚脉滑数者加羚羊粉3克，分3次冲服；咳血可将侧柏叶改鲜柏叶70克。

【功效】养阴宣肺，清热解毒，止咳化痰。

【用法】上药用水4大碗，煎成近1碗，1次服下，日服2次。每剂药可煎3次，小儿酌减。

【说明】本方适用于治疗支气管炎。临床验证，效果良好。

慢性支气管炎

龚志贤　重庆市中医研究院研究员

【处方】苏子500克　广陈皮500克　鲜橙子1个　冰糖、白糖、红糖各500克

【功效】润肺止咳，平喘化痰。

【用法】将上药置于瓦罐内，加水适量后密封，用稻壳或锯木面微火煎熬15小时左右，待冷后用纱布过滤，取汁再煎去其水分收膏，装瓶备用。每日早晚各服15~20毫升，开水送下。

【说明】本方适用于治疗慢性支气管炎喘咳者。如服之有效，病未愈者，可续服1~2剂。

慢性支气管炎

梁秀清　河北省巨鹿县中医肿瘤门诊部主任医师

【处方】知母 10 克　贝母 10 克　桑白皮 12 克　炙冬花 12 克　柴胡 10 克　瓜蒌 10 克　炒莱菔子 15 克　茯苓 10 克　木通 9 克　陈皮 12 克　半夏 6 克　黄芩 12 克　党参 12 克　炙甘草 15 克　藕 50 克（为引）

【功效】清热润肺，止咳化痰。

【用法】上药水煎好后，滴 5～6 滴香油和醋，每日服 2 次。服 4 剂后，可加金银花 9 克、连翘 10 克、白术 10 克继服。

【说明】本方适用于治疗肺热型慢性支气管炎。曾用此方治愈此症 21 例。

肺　结　核

洪广祥　江西中医学院教授

【处方】百部 3 克　十大功劳叶、夏枯草、猫爪草各 15 克　淮山药 30 克　黄精、百合各 15 克

加减：低热加银柴胡、青蒿、白薇各 15 克；盗汗加稽豆衣 15 克、浮小麦 30 克、知母 10 克；纳呆加鸡内金 10 克、白蔻仁 6 克、炒麦芽 15～30 克；胸痛加瓜蒌皮、郁金各 15 克。慢性纤维空洞型肺结核加生黄芪或棉花根 30 克、羊乳党参 30 克、白及 30 克、酥鳖甲 15 克、田三七 6 克。

【功效】补虚杀虫。

【用法】水煎服。每日 1 剂，总疗程为 6 个月。

【说明】本方适用于治疗肺结核。对浸润型肺结核有较好效果。

肺　结　核

黄一峰　江苏省苏州市中医院主任医师

【处方】南沙参 15 克　天麦冬各 10 克　炙百部 10 克　炙紫菀 3 克　桔梗 3 克　肥玉竹 15 克　茯苓 10 克　生甘草 3 克　地骨皮 10 克　生牡蛎 30 克（先煎）　十大功劳叶 10 克　母鸡 1 只（500 克左右）

【功效】养阴润肺，止嗽化痰，降火凉血。

【用法】取母鸡净身之肉，不放盐、酒等佐料，文火煮浓汁 6 杯，余药用水浸泡 30 分钟，文火煎煮 40 分钟，滤取药液，加水再煎 30 分钟过滤，将两次药液混合成两杯（约 400 毫升）。每日 2 次，服中药、鸡汁各 1 杯。

【说明】本方适用于治疗空洞型肺结核，属阴虚火旺，形瘦潮热，口干舌绛少津或见痰血者。长期坚持服用，可获良效。

肺　结　核

张　斌　内蒙古医学院教授

【处方】沙参 60 克　麦冬或天冬 120 克　百合 120 克　白及 60 克　百部 30 克　川贝母 30 克

【功效】养阴清肺，抗痨止血，益气生津，修复空洞。

【用法】上药共研细末，炼蜜为丸。如虚甚者加冬虫夏草、人参各 10 克，共为细末，以当年母鸡（白毛乌骨鸡最好）1 只，临下蛋前或刚下蛋不久，宰杀去毛，去肠杂头爪洗净，放入砂锅内文火煮烂，自然脱骨，然后和药末同捣为丸，如小豆大，晒干，每服 15 克，每日 2 次，空腹白开水送下。

【说明】本方适用于治疗肺结核空洞症。该方用到1个月以上，自有效验。消化不良者，可同服保和丸。治疗同时必须忌生冷油腻、鱼腥发物等及房事，方可取效。

肺　　痈

黄志强　浙江省宁波市第一医院主任医师

【处方】鲜芦根120克　蒲公英30克　土茯苓30克　薏苡仁30克　桃仁10克　鱼腥草30克　冬瓜仁30克　浙贝母12克　黄芩10克　桔梗15克

加减：热毒较甚者加三叶青、黄连、生石膏；气喘者加桑白皮；口渴者加沙参、天花粉；大便燥结者加生大黄；咳血多者加鹿衔草。

【功效】清热解毒，化瘀排脓。

【用法】水煎服。

【说明】本方适用于治疗肺脓疡。多年来用该方屡试不爽。

支气管扩张

姜春华　上海医科大学教授

【处方】野百合9克　蛤粉9克（包）　百部9克　麦冬9克　天冬9克　白及15克

【功效】滋阴生津，止血疗嗽。

【用法】水煎服。

【说明】本方适用于治疗久年咳嗽，经造影诊断为支气管扩张症者。它的特点是发作时可用于治疗，休止时能改善和防止肺局部的病理变化。并对早期肺结核也有良效。

支气管扩张

姜春华　上海医科大学教授

【处方】鲜小蓟草 60 克（干品 15～30 克）　白及 15 克生蒲黄 15 克　参三七 9 克　蛤粉 9 克（包）　阿胶 9 克（烊）

【功效】补虚泻实，清热止血。

【说明】本方适用于治疗支气管扩张伴各种类型出血者，尤对大出血者效佳。

支气管扩张

姜春华　上海医科大学教授

【处方】煅花蕊石 9 克　蒲黄炭 9 克　人中白 3 克　天花粉 3 克　血余炭 6 克

【功效】凉血止血，祛痰生新。

【用法】水煎服。

【说明】本方适用于治疗支气管扩张咯血痰者。尤宜于新病轻症出血量不多者。

支气管扩张

麻瑞亭　陕西省西安市中医院主任医师

【处方】云茯苓 9 克　粉甘草 6 克　炒杭芍 15 克　生地炭 9 克　粉丹皮 9 克　广陈皮 12 克　炒杏仁 9 克　法半夏 9 克前胡 9 克　川贝母 9 克　北沙参 12 克　柏叶炭 12 克　棕榈炭 12 克　藕节 60 克　白茅根 15 克　炙五味子 12 克

加减：吐血不重，不思食者加白蔻仁6克；大便干结、舌苔黄腻或黑腻加炒大黄3~6克；小便不利者加滑石粉9~12克；咳剧吐血，气虚欲脱者改炙五味子为山茱萸15~30克；痰中带血，零星不断者改藕节为荷叶炭12~20克；吐血久不止者加三七粉2~3克（分2次冲服）、血竭粉1克（分2次冲服）。

【功效】健脾疏肝，平胆降逆，清肺理气，敛肺止血。

【用法】水煎温服。

【说明】本方适用于治疗支气管扩张症，临床有验。

咯　　血

王渭川　成都中医药大学教授

【处方】沙参9克　炒川楝子9克　生牡蛎9克　钩藤9克　地榆9克　槐花9克　细生地12克　生白芍12克　海浮石15克　青龙齿15克　白及15克　女贞子24克　仙鹤草60克　川贝母6克

【功效】育阴柔肝，清心肃肺。

【用法】水煎服。

【说明】本方适用于治疗阴虚阳亢，心火偏旺之咯血。

咳　　血

洪子云　湖北中医药大学教授

【处方】南沙参、炙百部各15克　炙紫菀、炒枳壳、陈棕炭、阿胶珠各10克

【功效】化痰止咳，滋阴止血。

【用法】水煎服。

【说明】本方适用于治疗咳血久不止者。临床运用，效果甚好。

吐　　血

洪子云　湖北中医药大学教授

【处方】三七粉 3~6 克（冲）　川郁金、牛膝各 10 克
生大黄 6~10 克

【功效】降火益气，化瘀止血。

【用法】水煎服。

【说明】本方适用于治疗吐血暴作，形体尚实者。据临床观察，本方对支气管扩张大咯血，随证加用润肺止咳之品，疗效显著。每用 3~5 剂血即止，重复应用仍有效。

高 血 压

董建华　北京中医药大学教授

【处方】黄精 20 克　夏枯草、益母草、车前草、豨莶草各 15 克

【功效】清肝平逆，利尿降压。

【用法】先将上药用水浸泡 30 分钟，再煎煮 30 分钟，每剂煎 2 次，将 2 次煎出的药液混合，每日 1 剂，早、晚分服。

【说明】本方适用于治疗高血压病。临床运用，效果甚好。

高 血 压

邓铁涛　广州中医药大学教授

【处方】莲须 12 克　女贞子 12 克　桑椹子 12 克　淮山药 15 克　钩藤 10 克　地龙 10 克　旱莲草 10 克　生牡蛎 25 克（先煎）　龟板（或鳖甲）25 克（先煎）　牛膝 15 克

【功效】滋肾养肝。

【用法】水煎服。

【说明】本方适用于治疗肝肾阴虚型高血压病。临床运用，效果甚好。

高 血 压

朱良春　江苏省南通市中医院主任医师

【处方】益母草 60 克　桑寄生 20 克　杜仲 12 克　甘草 5 克

加减：头痛甚加夏枯草 12 克、钩藤 20 克、生白芍 25 克、生牡蛎 30 克；阴虚甚加女贞子 12 克、川石斛 15 克、大生地 15 克。

【功效】清肝平逆，滋阴降压。

【用法】水煎服。

【说明】本方适用于治疗产后高血压，临床验之，颇有效验。

高 血 压

刘渡舟 北京中医药大学教授

【处方】夏枯草 12 克 龙胆草 6 克 益母草 9 克 芍药 9 克 甘草 6 克

【功效】清热，平肝，降压。

【用法】水煎服。

【说明】本方适用于治疗肝火上炎型高血压病。

高 血 压

梁剑波 广东省肇庆市中医院主任医师

【处方】桑寄生、羚羊角、杜仲、钩藤、菊花、女贞子各 10 克 天麻、当归、白芍各 5 克 珍珠母 30 克 甘草 5 克

【功效】镇惊熄风，平肝降压。

【用法】水煎服。

【说明】本方适用于辅助治疗长期服用降压药的高血压患者，效果颇好。

高 血 压

郑卓人 中国中医科学院研究员

【处方】石斛 20 克 麦冬 20 克 杭菊 20 克 玄参 20 克 牡蛎 20 克 山茱萸 20 克 茯苓 20 克 泽泻 20 克 连翘 20 克 五味子 15 克 生地 15 克 丹皮 15 克 枳实 15 克 大黄 15 克 蒺藜 6 克 柴胡 6 克 荆芥 6 克 防风 6 克 甘草 6 克

知母 10 克　黄芩 10 克　肉苁蓉 15 克

【功效】平肝滋肾，清热降压。

【用法】上药研粉装胶囊，每粒装 0.3 克，每服 9 粒，每日 3 次，1～2 个月为 1 疗程。

【说明】本方适用于治疗高血压及因高血压引起的头晕、头痛及脑动脉硬化症。同时可起到预防脑出血和脑血栓的作用。临床运用有效率达 87%。

冠 心 病

岳美中　中国中医科学院研究员

【处方】当归尾 15 克　川芎 9 克　丹皮 9 克　苏木 9 克红花 9 克　延胡索 9 克　桂枝 9 克　桃仁 9 克　赤芍 9 克　番降香 3 克　通草 3 克　炒麦芽 6 克　穿山甲 9 克

【功效】活血化瘀，通畅行气。

【用法】水煎入童便及酒、韭汁饮之。以上为 1 日量。也可制成冲剂或流浸膏，分 3 次服。

【说明】本方适用于治疗瘀血作梗的心绞痛。经临床应用多例，对瘀血型的心绞痛疗效满意。

冠 心 病

陈可冀　中国中医科学院研究员

【处方】党参 200 克　红花 90 克　肉苁蓉 120 克　茯苓 120 克　黄芪 150 克　鹿角片 150 克　杜仲 100 克　瓜蒌 120 克　紫河车 100 克　山药 100 克　丹参 120 克　五味子 20 克红枣 70 个　当归 120 克　淫羊藿 30 克　枸杞子 150 克　炙甘草 50 克　合欢皮 30 克　黄柏 100 克　赤白芍各 100 克　冬虫

夏草 60 克

【功效】益肾养心活血，改善心肌功能。

【用法】上药浓煎 3 次，浓缩后用真阿胶 90 克、蜂蜜 250 克、冰糖 250 克收膏。收膏后可加入人参粉 50 克、三七粉 30 克。每次服 25 克，每日 3 次。

【说明】本方适用于治疗冠心病、心绞痛、心肌梗死后心绞痛。临床应用，确有良效。

肺源性心脏病

朱秀峰　江苏省中医研究院研究员

【处方】太子参 9 克　黄芪 15 克　玉竹 9 克　附片 6 克补骨脂 9 克　淫羊藿 15 克　丹参 9 克　赤芍 9 克　红花 6 克虎杖 15 克

【功效】温肾补气，活血化瘀。

【用法】制成糖衣片，每片 0.3 克，每次 6 片，每日 3 次。3 个月为 1 疗程，连服 2 个疗程。

【说明】本方适用于治疗慢性肺源性心脏病缓解期。经治疗 192 例，总有效率为 84.3%。个别患者服药后可有口干反应。

心 力 衰 竭

赵绍琴　北京中医药大学教授

【处方】黄芪 10～15 克　党参 10 克　益母草 10～12 克泽兰 10 克　炙附片 6～10 克　制半夏 10 克　北五加皮 4～10 克

加减：吐甚加竹茹、生姜；咳嗽喘息不得卧加苏子、白果、炙麻黄；水肿明显伴咳吐稀白泡沫痰加白术、茯苓、车前子、苏子、白芥子；阳虚明显加菟丝子、补骨脂；阴虚明显去附子，加麦冬、五味子。

【功效】 益气活血，温阳利水。

【用法】 水煎服。

【说明】 本方适用于心力衰竭诸症，临床应用多例，一般3～5剂后，心力衰竭诸症状即可基本缓解。五加皮的用量宜由小到大。本方经药理研究认为有强心作用。

病态窦房结综合征

高丙麟　江苏省中医研究院研究员

【处方】 潞党参30～40克　炙甘草10～30克　川桂枝10克　细辛6～10克　制附片6～24克

加减：阴虚甚者加生地10克、麦冬10克、玉竹15克。

【功效】 益气温阳。

【用法】 水煎（细辛、附片均煎3小时）成900～1200毫升，每次服300毫升，每日3～4次。

【说明】 本方适用于治疗病态窦房结综合征。共治疗8例，症状消失6例，改善2例，服药后患者基础心率增加，心电图改善。平均疗程为38天。

风湿性心脏病

王渭川　成都中医药大学教授

【处方】 熟附片30克（先煎）　茯苓30克　桂枝9克白芍9克　白术9克　山茱萸9克　炮干姜9克　威灵仙9克全蝎9克　乌梢蛇9克　生黄芪60克　北五味子12克　薤白

12 克　巴戟天 12 克　蜈蚣 2 条　桑枝 24 克　夏枯草 15 克
甘草 3 克

【功效】温阳行水，祛风活络。

【用法】水煎服。

【说明】本方适用于治疗风湿性心脏病。临床运用，确有
良效。

心房纤维颤动

陈泽霖　上海市中山医院主任医师

【处方】党参 12 克　淡附片 9 克　枳实 9 克　桂枝 9 克
炙甘草 9 克　淮小麦 30 克　龙齿 18 克　珍珠母 30 克　柏子
仁 9 克　酸枣仁 9 克　白边万年青 9 克

【功效】益气温阳，强心利尿。

【用法】水煎服。

【说明】本方适用于治疗心房纤维颤动。共治疗数例，均
转为窦性。但劳累后易复发，故在心律转为正常后，仍须继续
服药一段时间，复发者再用仍有效。一般服药在 1 个月内即见
效，若无效则停用。

心 律 失 常

周次清　山东中医药大学教授

【处方】黄芪 15～60 克　黄精 12～30 克　桑寄生 12～30
克　当归 9～15 克　丹参 15～30 克　生山楂 12～30 克　葛根
15～30 克　天南星 6～12 克　水菖蒲 9～15 克　羌活 3～6 克

加减：脉象疾、数、动、促，出现室上性心动过速或早搏
者，加大当归、天南星用量，加石斛 30 克、柏子仁 15 克；脉

象迟、缓、结、代，出现心动过缓、病态窦房结综合征或有早搏者加麻黄 6～9 克、细辛 3～6 克、茶树根 30 克。

【功效】益气，养血，通络。

【用法】每日 1 剂，水煎 300～500 毫升，分 2～3 次口服。

【说明】本方适用于治疗老年心律失常。凡 65 岁以上老年人发生房早、室早、心动过缓、室上性心动过速以及心房纤维颤动等，皆可应用本方。对老年冠心病、高血压以及脑血管缺血所致的胸痛、眩晕，亦有较好的效果。

惊　　悸

张梦侬　湖北中医药大学教授

【处方】炒枣仁 10 克　生甘草 10 克　朱麦冬 10 克　陈皮 10 克　郁李仁 10 克　远志肉 10 克　枳实 10 克　法半夏 10 克　朱茯苓 15 克　丹参 15 克　龙骨粉 15 克　牡蛎粉 15 克　猪胆皮 15 克（酒炒）

【功效】镇惊安神，祛痰涤饮。

【用法】水煎分 3 次温服。

【说明】本方适用于治疗痰湿扰心引起的惊悸证，或惊悸至不能入寐者。曾治疗多例，均获良效。

胃　脘　痛

张羹梅　上海中医药大学附属曙光医院教授

【处方】石斛　太子参（或党参）　白芍　甘草　川楝子　延胡索　黄连　吴茱萸　瓦楞子　佛手片　谷麦芽（原方未注明剂量）

【功效】养阴清热，理气止痛。

【用法】水煎服。

【说明】本方适用于治疗胃小弯穿透性溃疡、十二指肠溃疡出血及急、慢性胃炎等病，属于阴分不足者。颇效。

胃　脘　痛

梁剑波　广东省肇庆市中医院主任医师

【处方】佩兰10克　普洱茶5克　延胡索10克　素馨花12克　厚朴5克　炙甘草5克

【功效】理气镇痛，消胀去滞。

【用法】水煎服。

【说明】本方适用于治疗胃脘痛、胃神经官能症。此为梁氏秘方，临床极验。

肝　胃　痛

沈重伍　辽宁中医药大学教授

【处方】台麝香0.5克　盔沉香、广木香、公丁香、乳香、没药、五灵脂、延胡索各5克

【功效】理气行滞，和胃止痛。

【用法】上药共研细末和匀，贮瓷瓶内封固，不可漏气。每日2次，每次服3克，将药面置于纸上入口，用温开水送下。

【说明】本方适用于治疗肝胃痛、心绞痛、胸痹痛。疗效显著。

慢 性 胃 炎

李恩复　河北省中医院主任医师

【处方】当归9克　白芍20克　川芎9克　茯苓12克
百合12克　乌药9克　石斛12克　蒲公英15克　菖蒲12克
瓜蒌9克　薤白6克　鸡内金9克　三七粉2克（冲服）

加减：疼痛为主者加香附12克、延胡索12克；胀满为主
者加姜黄9克、厚朴12克；嘈杂为主者加栀子6克、豆豉6
克；痞塞为主者加枳实15克、橘红9克；恶心呕吐者加苏叶6
克、黄连6克；背沉、痛者加沙参15克、葛根20克。

【功效】凉润通降。

【用法】水煎服。3个月为1疗程。

【说明】本方适用于治疗慢性胃炎。服药期间忌烟、酒、
浓茶、咖啡、辛辣刺激及黏、硬、凉的食品，应食富有营养、
容易消化的食物。如胃酸偏低的患者，牛奶亦应少饮为佳。

胃 溃 疡

刘渡舟　北京中医药大学教授

【处方】柴胡12克　黄芩9克　半夏9克　大黄6克　白
芍9克　枳实6克　生姜12克　大枣4枚

【功效】清热散郁。

【用法】水煎服。

【说明】本方适用于治疗胃溃疡，证属火结气郁、腑气不
通者。临床用之，效果较好。

胃及十二指肠溃疡

刘耀三　成都中医药大学教授

【处方】白及 120 克　丹参 60 克　制香附 60 克　白术 100 克　枳壳 60 克　砂仁 30 克（去壳）　鸡内金 30 克

【功效】保胃健脾，理气和中，散瘀止痛。

【用法】上药烘脆，研极细粉末。每次 3 克，每日服 3 次。饭前 1 小时温开水送下。

【说明】本方适用于胃及十二指肠溃疡之症，用本方治疗，一般都能防止出血，缓和疼痛，渐次取得根治良效。对其他类型的慢性胃痛，其效亦佳。本方宜于粉剂进服，如制丸剂，疗效则不佳。

胃 下 垂

龚志贤　重庆市中医研究院研究员

【处方】制马钱子 60 克　枳实 180 克　白术 360 克

【功效】强筋壮骨，健脾理气。

【用法】上药共研细末，炼蜜为丸，每丸重 3 克，早、晚饭后各服 1 丸，温开水送下。

【说明】本方适用于治疗因身体素亏、气血不足、中气下陷所致的胃下垂。对肾、子宫等下垂亦有效，亦可用于治疗骨质增生。本方因马钱子有大毒，要注意制好去毒，每次只可服 1 丸，因味苦，不宜嚼服，多服可出现头晕、心慌、恶心等副作用，以饭后服为佳。有心脏病者禁用。

呃　　逆

王季儒　天津市长征医院主任医师

【处方】刀豆 30 克　柿蒂 15 克

【功效】降逆止呃。

【用法】上药煎 2 次，混和后分 2 次服。

【说明】本方适用于治疗呃逆不止者。临床用之屡有效验。

肝　　炎

关幼波　北京中医医院主任医师

【处方】青黛 15 克　明矾 15 克　郁金 15 克　黄连 10 克 熊胆 3 克

【功效】疏肝解郁，清热化痰。

【用法】共研细末，装一号胶囊，每次饭后服 1 粒，每日 2~3 次。

【说明】本方适用于治疗肝炎后肝脂肪性变。临床疗效满意。

肝　　炎

熊寥笙　重庆市中医研究院研究员

【处方】茵陈 30 克　金钱草 60 克　山栀子 12 克　玉米须 30 克　板蓝根 30 克　川郁金 12 克　败酱草 15 克

加减：热偏重、便秘腹满加生大黄 9 克；胁痛加延胡索 9

克，醋炒研末吞，每次 3 克；衄血加白茅根 30 克；湿偏重、身倦头重、腹胀便溏，去山栀子，加薏苡仁 30 克、广藿香 9 克、白茯苓 15 克。

【用法】水煎服。

【说明】本方适用于治疗急性黄疸性肝炎。此为临床运用 60 年之经验方，效果很好。

慢 性 肝 炎

邓铁涛　广州中医药大学教授

【处方】太子参 15 克　茯苓 15 克　白术 12 克　川萆薢 10 克　黄皮树叶 15 克　甘草 5 克

【功效】健脾补气，扶土抑木。

【用法】水煎服。

【说明】本方适用于治疗慢性肝炎。临床运用，取得良好效果。黄皮树叶即黄皮果树之树叶，果如指头大，色黄。

慢 性 肝 炎

关幼波　北京中医医院主任医师

【处方】党参 12 克　炒白术 10 克　炒苍术 10 克　藿香 10 克　茵陈 15 克　当归 12 克　白芍 12 克　香附 10 克　佛手 10 克　山楂 15 克　泽兰 15 克　生牡蛎 15 克　王不留行 12 克

【功效】健脾疏肝，活血化瘀，清热利湿。

【用法】水煎服。

【说明】本方适用于治疗慢性肝炎证属肝郁脾虚、气滞血瘀、湿热未清者。临床应用收到理想的疗效。

慢 性 肝 炎

喻森山　解放军第 514 医院主任医师

【处方】当归 15 克　生地 15 克　赤芍 15 克　川芎 6 克　茜草 15 克　丹参 15 克　益母草 18 克　豨莶草 15 克　桃仁 9 克　广木香 9 克　茵陈 18 克　茯苓 15 克　夏枯草 15 克　龙胆草 12 克

【功效】益肝降浊。

【用法】水煎服。

【说明】本方用于治疗慢性肝炎，临床表现为血虚兼瘀，夹有湿热余邪未尽者，疗效颇为满意。先后观察 19 例，经用该方 2～3 个月，麝浊复常 12 例，有效 4 例，无效 3 例，总有效率为 84.7%。

传染性乙型肝炎

颜德馨　同济大学附属第十人民医院教授

【处方】广犀角 3 克（研粉吞服）　泽兰 15 克　败酱草 15 克　土茯苓 30 克　金钱草 30 克　紫金牛 30 克

【功效】清热化瘀。

【用法】水煎服。

【说明】本方适用于治疗传染性乙型肝炎，对慢性肝炎活动期亦有较好疗效。临床观察，单味广犀角粉对迁延性肝炎之长期谷丙转氨酶不降者亦颇有效果，且能使 HAA 转阴。

肝硬化腹水

谢昌仁　江苏省南京市中医院主任医师

【处方】太子参　苍术　白术　猪苓　茯苓　泽泻　大腹皮　车前子　紫丹参　马鞭草　木香（原方未注明剂量）

加减：肝经湿热加茵陈、蒲公英、地耳草；肝郁气滞加柴胡、枳壳、青皮；脾虚气滞加淮山药、薏苡仁、陈皮；肝脾血瘀加赤芍、三棱、莪术；脾肾阳虚加附片、干姜、桂枝；肝肾阴虚去太子参、白术、木香，加地黄、沙参、麦冬、鳖甲；阴虚湿热去太子参、白术、木香，加知母、黄柏、枸杞子。

【功效】健脾利水，行气活血。

【用法】水煎服。

【说明】本方对治疗肝硬化腹水，显效率为53.3%，好转率为43.3%。

肝硬化腹水

张　琪　黑龙江省中医研究院研究员

【处方】海藻40克　二丑各30克　木香15克　厚朴50克　槟榔20克　人参15～20克　茯苓50克　白术25克

【功效】行气逐水，益气健脾。

【用法】水煎服。

【说明】本方适用于治疗肝硬化腹水，临床效果十分满意。对某些高度腹水病人，若其人形体尚实，体质尚健，可于本方内加入甘遂5～10克、大戟5克，以通利二便，峻逐水邪，不可因峻而畏，贻误病机。

肝硬化腹水

邹良材　南京中医药大学附属医院教授

【处方】泽兰　黑料豆　路路通　楮实子（原方未往明剂量）

【功效】滋水益肾，活血利水。

【用法】水煎服。

【说明】本方适用于治疗阴虚型肝硬化腹水。临床用之，每每获效。

慢性肝脾肿大

张塾院　山东省青岛市中医院主任医师

【处方】醋炙鳖甲 250 克　当归 60 克　延胡索 60 克　刘寄奴 60 克　砂仁 30 克

加减：肝气郁结加枳壳 30 克；肝阴不足加玉竹 30 克；气结血瘀加泽兰 30 克。

【功效】软坚散结，活血化瘀。

【用法】共研细末，每次 6 克，每日 3 次，30 日为 1 疗程，总治疗时间为 30～90 天。

【说明】本方适用于因迁延性或慢性肝炎引起的肝脾肿大，能起到回缩肝脾的作用。经 60 例治疗观察，治愈 32 例，总有效率达 93.3%。服药期间忌食辛辣及刺激性食物。

蛊　胀

方药中　中国中医科学院研究员

【处方】苍术 30 克　白术 30 克　川牛膝 30 克　怀牛膝 30 克　汉防己 30 克　大腹皮 30 克

【功效】健脾，活血，利水。

【用法】上方先用冷水浸泡 2 小时，浸透后煎煮。煎时水量以水淹没全药为度，小火煎煮 2 次，首煎 50 分钟，二煎 30 分钟，两煎混匀，总量以 250～300 毫升为宜，一般分 2 次，饭后 2 小时服用。

【说明】本方适用于治疗水蛊（肝性腹水）。如腹胀甚不能多进饮食，服药后腹满加重者，该药可少量多次分服，但须在 1 日之内服完 1 剂。服药期间饮食应绝对忌盐忌碱。一般服药后第二天多出现尿量增加，腹水可渐退，完全消失后停服本方，另行辨证论治。

鼓　胀

万友生　江西省中医药研究院研究员

【处方】鳖甲 30～60 克　大蒜 15～30 克

【功效】补阴潜阳，破瘀利水。

【用法】加水煮熟，勿入盐，每日 1 剂，淡食之。

【说明】本方适用于治疗鼓胀（肝硬化、脾肿大）。对肝脾气滞血瘀而又气血不足的寒热虚实错杂之鼓胀甚为合适。

急性胆囊炎

刘渡舟　北京中医学药大学教授

【处方】柴胡 18 克　大黄 9 克　白芍 9 克　枳实 9 克　黄芩 9 克　半夏 9 克　郁金 9 克　生姜 12 克

【功效】疏肝利胆。

【用法】水煎服。每日 1 剂，两煎分 3 次服。

【说明】本方适用于治疗急性胆囊炎。临床效果良好。

胆囊炎、胆石症

黄一峰　江苏省苏州市中医院主任医师

【处方】龙胆草 90 克　苦参 90 克　猪胆汁 4 只

【功效】清湿，除黄，利胆。

【用法】上药共研细末，制成片剂，每日早、中、晚各服 4 片。

【说明】本方适用于治疗胆囊炎、胆石症。

胆囊炎、胆石症

张羹梅　上海中医药大学附属曙光医院教授

【处方】金钱草 60 克　紫金牛 30 克　板蓝根 30 克　枳壳 9 克　柴胡 3 克　赤白芍各 9 克　生大黄 3 克（后下）　生甘草 3 克　硝矾丸 4.5 克（分吞）

【功效】疏肝清肝，利胆排石。

【用法】水煎服。

【说明】本方适用于治疗胆囊炎、胆石症。治疗数百例，疗效显著。临床多有应验。

胆囊炎、胆石症

顾伯华　上海中医药大学附属龙华医院教授

【处方】虎杖12克　生大黄6~9克（后下）　青皮6克　陈皮6克　郁金9克　茵陈12克

【功效】疏肝理气，通下利胆。

【用法】水煎服。

【说明】本方适用于治疗气郁型慢性胆囊炎、胆结石。经临床观察有效率为86.82%。

胆囊炎、胆石症

顾伯华　上海中医药大学附属龙华医院教授

【处方】生地12克　首乌9克　枸杞子9克　茵陈12克　虎杖12克　生大黄6~9克（后下）　生山楂12克　鸡内金3克（研粉另吞）　麦芽12克　玫瑰花3克　佛手6克　绿萼梅6克

【功效】养肝柔肝，疏肝利胆。

【用法】水煎服。

【说明】本方适用于治疗肝阴不足型慢性胆囊炎、胆结石。经临床观察有效率为84.13%。

胆　石　症

梁剑波　广东省肇庆市中医院主任医师

【处方】柴胡 10 克　黄芩 10 克　法夏 10 克　木香、枳壳
各 5 克　大黄 10 克　郁金 10 克　香附 10 克　土茵陈 20 克

【功效】疏肝理气，消炎清热，利胆排石。

【用法】水煎服。

【说明】本方适用于治疗胆石症或急、慢性胆囊炎。对于
胆道感染疾患，上腹部疼痛剧烈，此方疗效也较明显。

胆　石　症

岳美中　中国中医科学院研究员

【处方】金钱草 210 克　海金砂 30 克（包）　滑石 12 克
甘草 3 克　川牛膝 10 克　石韦 60 克　车前子 12 克　茯苓 20
克　泽泻 12 克　鸡内金 12 克

【功效】清热利湿，促进排石。

【用法】水煎服。

【说明】本方适用于治疗胆囊、胆道结石。临床验证 20
余年，效果确切。后经多人验证，确有奇效。

胆道蛔虫症

曹仲和　大连医科大学教授

【处方】槟榔 12 克　枳壳 12 克　木香 12 克　苦楝皮 9 克
使君子 12 克　芒硝 6 克　大黄 12 克　甘草 4.5 克　黄芩 12

克 柴胡 12 克 郁金 12 克 乌梅 18 克 栀子 12 克

【功效】清热利湿，顺气驱虫。

【用法】水煎服。

【说明】本方适用于治疗胆道蛔虫症。一般服药 1 小时后腹痛即可缓解，2 日内即可排出蛔虫。临床验证，效果良好。

慢 性 腹 泻

查少农 安徽中医学院教授

【处方】粳米 绿茶 干姜 食盐（原方未注明剂量）

【功效】温中散寒，健脾和胃，消食化积，利湿止泻。

【用法】取上方 14 克，用开水 200 毫升冲闷，待温后取上清液服，也可连药渣一起服下，小儿剂量减半，每日 3 次。

【说明】本方适用于治疗水泻。共治疗 60 例，全部治愈。服药 1 天而愈者 50 例，服药 2 天而愈者 10 例。据现代药理研究，本方不仅具有抑菌、收敛、止泻的作用，且可起到口服补液的功效。

便 秘

张梦侬 湖北中医药大学教授

【处方】藿香 10 克（后下） 法半夏 10 克 厚朴 10 克炒枳壳 10 克 白蔻仁 6 克（后下） 桔梗 10 克 杏仁泥 10 克瓜蒌子 15 克 当归 10 克 郁李仁 10 克 桃仁泥 10 克

加减：舌苔黄腻者，当归减至 6 克，加黄芩 6 克。

【功效】宣利湿热，通畅气机，润肠通便。

【用法】水煎，分 3 次服，2 日服 1 剂，可连服 5 剂。

【说明】本方适用于习惯性便秘，常觉脘中不快、嗳气上逆、舌红苔白腻者，用之即效。

便　　秘

梁剑波　广东省肇庆市中医院主任医师

【处方】肉苁蓉 20 克　黑芝麻 30 克　厚朴 6 克　枳实 6
克　柏子仁 12 克　党参 20 克　木香 3 克

【功效】益气，润肠，导下。

【用法】水煎服。

【说明】本方适用于治疗老年人便秘。每月可服本方 3～4
剂，每星期服 1～2 次，会得到满意的效果。

泌尿系感染

朱良春　江苏省南通市中医院主任医师

【处方】生地榆 30 克　生槐角 30 克　半枝莲 30 克　白花
蛇舌草 30 克　大青叶 30 克　白槿花 15 克　飞滑石 15 克　生
甘草 6 克

加减：重症则剂量加倍，高热加软柴胡 20 克、炒黄芩
15 克。

【功效】清热解毒，利湿通淋。

【用法】水煎服。

【说明】本方适用于治疗急性泌尿系感染。共治疗 100
例，总有效率为 82%。本品对孕妇及胎儿均无副作用，给孕
妇的尿路感染提供了安全有效的方药。

泌尿系感染

柴彭年　天津中医药大学教授

【处方】萆薢 15 克　石菖蒲 15 克　川黄柏 15 克　白花蛇舌草 30 克　石韦 15 克　土贝母 10 克　马勃 5 克　怀牛膝 10 克　蝎尾 1 克（研面冲服）或全蝎 5 克（入煎）

【功效】清热解毒，利湿化浊。

【用法】将上药用清水浸泡 30 分钟，再煎煮 30 分钟，每剂药煎 2 次，将两煎药液混合。每日 1 剂，分 2 次服。

【说明】本方适用于治疗泌尿系感染属慢性顽固性，为湿浊下注引起者。年老体弱者宜慎用。

肾炎水肿

万友生　江西省中医药研究院研究员

【处方】白茅根 30～60 克　薏苡仁 15～30 克　赤小豆 15～30 克

【功效】清利湿热，滋养阴液。

【用法】上药浸泡 30 分钟，再煎煮 30 分钟，每剂煎 2 次，将两次煎出的药液混合，每日 1 剂，日服 2 次。

【说明】本方适用于治疗肾炎属湿热伤阴所致的水肿。临床运用，疗效确实。

急 性 肾 炎

任继学　长春中医药大学教授

【处方】土茯苓　生槐花　生茅根　益母草　藿香（原方未注明剂量）

【功效】芳化湿浊，活血利水。

【用法】上药提炼精制成胶囊，每粒 0.3 克，每服 10 粒。

【说明】本方适用于治疗急性肾炎和慢性肾炎急性发作，共治疗 335 例，总有效率为 92.12%。

急 性 肾 炎

叶秉仁　江苏省江阴市中医院主任医师

【处方】金银花 12 克　蝉蜕 6 克　玉米须 20 克　赤小豆 20 克　连翘 12 克　浮萍 10 克　白茅根 30 克　冬瓜皮 12 克　车前草 15 克

加减：咽红痛发热者加紫花地丁、蒲公英；皮肤脓疮者加土茯苓、地肤子；恶风甚，脉浮紧，苔白者加荆芥、麻黄；恶心，苔厚腻，便溏者加茯苓、白术、半夏；尿检蛋白转阴后加生黄芪，补气健脾以善后。

【功效】清热，祛风，利水。

【用法】水煎服。

【说明】本方适用于治疗急性肾炎属风热型者。共治疗 35 例，治愈 27 例，明显好转 7 例，无效 1 例。

慢 性 肾 炎

龚丽娟　南京中医药大学附属医院教授

【处方】生地 10～20 克　北沙参 10～20 克　玄参 10～20 克　墨旱莲 15～30 克　荔枝草 15～30 克　小蓟 15～30 克　黄柏 10 克　白茅根 30～60 克

加减：热毒重者加白花蛇舌草 15～30 克；咽痛甚者加蝉

蜕 6 克、射干 10 克；腰痛甚者加川续断 15 克；乏力明显者加太子参 15 克；夹瘀者加丹皮 10 克、赤芍 10 克。

【功效】养阴清利。

【用法】水煎服。

【说明】本方适用于治疗慢性肾炎血尿。经临床验证总有效率为 78.95%。

隐匿性肾炎

徐嵩年　上海中医药大学附属龙华医院教授

【处方】白花蛇舌草 30 克　蝉蜕 9 克　七叶一枝花 15 克　蒲公英 30 克　板蓝根 30 克　玉米须 30 克　生薏苡仁 20 克　田字草 30 克　铁扫帚 30 克　鲜白茅根 30 克

【功效】清热，解毒，利湿。

【用法】水煎服。

【说明】本方适用于治疗隐匿性肾炎或慢性肾炎普通型见湿热症者。

慢 性 肾 炎

徐嵩年　上海中医药大学附属龙华医院教授

【处方】党参 12 克　黄芪 12 克　白术 12 克　黄连 3 克　炮姜 3 克　丹参 30 克　生地榆 30 克　马鞭草 30 克　桑椹子 30 克　炙甘草 9 克　当归 12 克　大枣 4 枚

【功效】益气活血。

【用法】水煎服。

【说明】本方适用于治疗慢性肾炎蛋白尿及红细胞同时出现者。

慢 性 肾 炎

徐嵩年　上海中医药大学附属龙华医院教授

【处方】黄精 30 克　大蓟 30 克　小石韦 30 克　益母草 30 克　覆盆子 30 克　熟地 15 克　杜仲 15 克　补骨脂 15 克　细辛 3 克　核桃肉 15 枚

【功效】滋阴，补肾，固涩。

【用法】水煎服。

【说明】本方适用于治疗慢性肾炎普通型以蛋白尿为主者。

慢 性 肾 炎

岳美中　中国中医科学院研究员

【处方】玉米须 60 克

【功效】利尿通淋。

【用法】煎汤代茶，连服 6 个月。

【说明】本方适用于治疗肾炎水肿、热淋、石淋等。服用本方必须嘱患者用玉米须必须持久，守方不替，才能治愈。

慢 性 肾 炎

邹云翔　南京中医药大学附属医院教授

【处方】党参 15 克　黄芪 30～60 克　菟丝子 15 克　丹参 15～30 克　当归 12 克　桃仁 10 克　红花 10 克　益母草 30～60 克　六月雪 30～60 克　薏苡仁 15 克　地龙 10 克。

【功效】益气活血。

【用法】水煎服。

【说明】本方适用于治疗慢性肾炎。经临床治疗40例观察，普通型有效率为86.4%；高血压型有效率为81.8%；肾病综合征有效率为57.1%；伴有镜下血尿者有效率为77.8%；肾功能不正常者有效率为77.8%。

慢性肾盂肾炎

陈伯涛　江苏省南通市中医院主任医师

【处方】蛇莓草、白花蛇舌草、七叶一枝花、白茅根各30克　金银花、连翘各15克　六一散12克（包）　苎麻根60克

【功效】清热解毒，化湿泄浊。

【用法】水煎服。

【说明】本方适用于治疗慢性肾盂肾炎急性发作期。一般服药3～5剂，尿路刺激症状即可基本解除，小便中白细胞、红细胞亦基本消失，再守方续进2～3剂，以巩固疗效，随后即可转方补益。

慢性肾盂肾炎

陈伯涛　江苏省南通市中医院主任医师

【处方】党参12克　黄芪12克　当归10克　白芍10克　生地12克　白术10克　茯苓12克　苎麻根60克　白茅根30克　蒲公英30克

【功效】益气养阴，清热泻火。

【用法】水煎服。

【说明】本方适用于治疗慢性肾盂肾炎缓解期。由于中药

治疗尿菌转阴时间多数在 1～3 个月左右，故此期需缓治图功，即使临床症状改善，而尿菌未转阴者，仍需继续服药，直至尿菌转阴后再巩固一段时间，方可停药。

狼疮性肾炎

徐宜厚　湖北省武汉市中医院主任医师

【处方】黄芪 15 克　党参 12 克　茯苓 12 克　白术 9 克　桃仁 9 克　益母草 15 克　泽兰 9 克　丹参 12 克　青皮肠 6 克　蒲黄 6 克　金樱子 15 克　酒大黄 3 克

【功效】健脾益肾，调气活血。

【用法】水煎服。

【说明】本方适用于治疗狼疮性肾炎稳定阶段。共治疗 23 例，存活 2～3 年者 6 例，4 年者 8 例，5 年以上者 5 例。如处在急性活动阶段，尚需根据病情作辨证加减，并需配合西药，综合治疗，方能有利于病情缓解。

肾结核

汤承祖　江苏省南通市中医院主任医师

【处方】①生熟地各 300 克　山茱萸 150 克　生煅牡蛎各 360 克　五味子 75 克　肉苁蓉 300 克　桑螵蛸 300 克　地骨皮 240 克　枸杞子 240 克　白薇 240 克　炙甘草 60 克　夜交藤 600 克

②阿胶 360 克（另烊收膏兑入）　龟板膏 120 克（另烊收膏兑入）

③海狗肾 60 克　黄狗肾 90 克

【功效】滋阴养肾，培补肾气。

【功效】将 1 方药用水浸 1 夜，加水适量，煎取汁，共煎取 3 次，后浓缩成 3000 毫升，再加入 2 方药，并加入白蜜 3 斤、白糖 2 斤，加温成膏。然后将 3 方药切碎、焙、研细粉与 1、2 方混合即成。每次服一汤匙，每日 3 次，开水冲服。

【说明】本方适用于治疗肾结核。曾治愈单侧肾结核 3 例，双侧肾结核 2 例，均为久治不愈者。

肾 下 垂

梁剑波　广东省肇庆市中医院主任医师

【处方】干姜、炙甘草各 6 克　茯苓、白术各 12 克　杜仲、桑寄生、川续断各 15 克

【功效】补益肝肾，祛风活络。

【用法】水煎服。

【说明】本方适用于治疗肾脏下垂，症见腰痛左右不定，或痛连肩背，可连服 6~7 剂，效果优良。

下 肢 浮 肿

梁秀清　河北省巨鹿县中医肿瘤门诊部主任医师

【处方】瞿麦 120 克　猪苓 60 克　泽泻 60 克　川牛膝 120 克　薏苡仁 60 克（醋炒）　白术 30 克　滑石粉 120 克　海金砂 60 克（包）　香附 120 克

【功效】利水消肿。

【用法】共研细末，每服 10 克，每日 3 次。

【说明】本方适用于治疗下肢浮肿。曾治愈 60 余例，轻者 1 剂即愈，重者需 4 剂。

肾功能不全

任继学　长春中医药大学教授

【处方】广狗肾2具　海马50克　鹿肾1对　土茯苓200克　淡菜100克　鹿角菜50克　鲍鱼50克　头发菜50克　砂仁50克　杜仲炭50克　枸杞子100克　冬虫夏草50克　酒生地50克

【功效】补阴培阳。

【用法】上药共研为细末，每次服10克，每日3次，以淡盐汤送下。

【说明】本方适用于治疗肾功能不全。通过临床观察，疗效比较满意。

慢性肾功能衰竭

徐嵩年　上海中医药大学附属龙华医院教授

【处方】紫苏30克　党参15克　白术15克　半夏9克　熟附片9克（先煎）　黄连3克　砂仁3克（后下）　六月雪30克　绿豆30克　丹参30克

加减：下肢肿加半枝莲；皮肤瘙痒加白鲜皮、地肤子；腰痛、尿中管型加接骨木；腹水加黑白丑粉、小茴香粉、生大黄粉冲服。

【功效】温补脾肾，荡涤三焦浊气。

【用法】水煎服。

【说明】本方适用于治疗慢性肾功能衰竭，共治疗17例，显效2例，有效6例，稳定5例，无效4例。

糖 尿 病

由　崑　南京中医药大学教授

【处方】党参9克　石膏60克　茯苓9克　黄连3克　黄芩9克　知母9克　天花粉15克　知柏地黄丸15克（包煎）天冬12克　麦冬9克　杜仲12克　沙苑子9克　狗脊9克鸡内金6克　佩兰叶9克　白术9克　龟板30克　石斛9克菟丝子12克

【功效】养阴，清热，补肾。

【用法】水煎服。

【说明】本方适用于治疗消渴病。临床用后效果满意。

糖 尿 病

刘仲生　国家体委华夏康复中心教授

【处方】黄芪30克　山药10克　葛根20克　玄参15克苍术15克　麦冬10克　生地10克　五味子10克　茯苓15克　党参15克　牡蛎30克　石膏20克　黄连6克

【功效】滋阴生津，健脾补肾，敛气固精。

【用法】水煎服。

【说明】本方适用于治疗糖尿病症状明显者。临床应用确有一定的疗效，具有一定的降糖作用和改善症状的效果。

糖 尿 病

萧佐桃　湖南中医药大学教授

【处方】党参 15 克　苍术 12 克　茯苓 10 克　黄芪 15 克　淮山药 15 克　熟地 20 克　枣皮 15 克　玄参 12 克　麦冬 12 克　知母 10 克　天花粉 12 克　炙甘草 10 克

加减：肺热盛加芦根、黄芩、桑白皮；胃热盛加生石膏、黄连、熟大黄；肾热盛加黄柏。

【功效】健脾益气，滋肾养肝，润肺生津。

【用法】水煎，早、晚分服。

【说明】本方系三消通用方。先服 5 剂，服后相安，连续服用。服至尿糖转阴，空腹血糖 7.28mmol/L，再续服用 1 个月以巩固疗效。

糖 尿 病

熊曼琪　广州中医药大学教授

【处方】大黄 6~12 克　桂枝 6~12 克　桃仁 9~12 克　玄明粉 3~6 克　甘草 3 克　玄参 12~15 克　生地 12~15 克　麦冬 12 克　黄芪 30~45 克

加减：气虚严重者重用黄芪；阴虚有热者去桂枝，加知母、地骨皮；脾虚者加苍术、淮山药；肾阳虚者桂枝改肉桂，加附子；尿多者加山茱萸；眼底出血者加赤芍、丹皮；周围神经炎者加鸡血藤、忍冬藤、防风。

【功效】清热导滞，益气养阴，散瘀活血。

【用法】水煎，饭后 2 小时服。

【说明】本方适用于治疗阴虚实热型糖尿病。少数患者服药 1~2 小时左右出现肠鸣、下腹部隐隐作痛，但便后即消失。如果制成片剂服用，便可避免这种情况。本方对严重阴阳两虚的患者，疗效欠佳。

尿　血

马瑞林　辽宁中医药大学教授

【处方】十大功劳叶 25 克　车前子 25 克　白茅根 15 克
生地榆 15 克　甘草 10 克

【功效】滋阴清热，止血利湿。

【用法】水煎服。每剂药煎 3 次，共 400 毫升，混合后分
2 次服用。

【说明】本方适用于治疗热淋（尿血）证。临床屡用屡
验，并对肾炎病人尿蛋白有显著降低（减少）作用。

尿　血

洪子云　湖北中医药大学教授

【处方】生地、玄参、忍冬藤、板蓝根各 15 克　棕榈炭、
阿胶珠、炒蒲黄、炒地榆各 10 克

【功效】凉血止血。

【用法】水煎服。

【说明】本方适用于治疗尿血，不论实热、虚热或湿热
者。此外，本方还适用于治疗各种因实火或虚火所致的衄血
证，均有良好疗效。

白　浊

张梦依　湖北中医药大学教授

【处方】金银花 60 克　蒲公英 60 克　黄柏 10 克　知母

10克　瞿麦10克　木通10克　栀子仁10克　萆薢10克　车前子10克　六一散15克（包）　琥珀粉5克（分3次冲服）

【功效】清热泄湿，泻火解毒，疏利小便，宣通气机。

【用法】上方加水3升，煎成1升，分3次温服。每次另加生韭菜汁1酒杯兑入药汁中和服，10剂为1疗程。

【说明】本方适用于治疗精液空虚、湿热下注，或与染淋病或梅毒者性交所致的白浊。服此方治愈后，还需服下方，巩固善后。

白　浊

张梦侬　湖北中医药大学教授

【处方】制首乌120克　关蒺藜60克　茯苓60克　菟丝子60克　川萆薢60克　山药60克　炒黄柏60克　炒知母60克　生地60克　制龟板60克　炒牛膝60克　芡实60克　车前子60克　建泽泻60克　升麻60克　金钱草150克

【功效】补肝肾，健脾胃，解毒祛湿。

【用法】上药共炒研极细末，炼蜜为丸如桐子大，每次40粒，空腹淡盐汤送下，每日2次。

【说明】本方适用于白浊经治愈后，肝肾俱虚，湿热未清者。治疗期间忌房事及烟酒辛辣之物。

输尿管结石

邓铁涛　广州中医药大学教授

【处方】金钱草30克　海金砂藤18克　白芍10克　生地12克　鸡内金6克　琥珀末3克（冲服）　广木香4.5克（后下）　小甘草4.5克

【功效】清热利湿，通淋逐石。

【用法】水煎服。

【说明】本方适用于治疗输尿管结石。临床运用，效果满意。

肾 结 石

岳美中　中国中医科学院研究员

【处方】金钱草 210 克　海金砂 30 克（包）　决滑石 12 克　甘草 3 克　怀牛膝 10 克　石韦 60 克　车前子 12 克　茯苓 20 克泽泻 12 克　鸡内金 12 克

【功效】本方适用于治疗肾结石，对输尿管结石亦有效。临床运用 20 余年，效果确切，排石率在 70% 以上。

泌尿系结石

贝淑英　南京医科大学第一附属医院主任医师

【处方】降香 3 克　石韦 10 克　鱼脑石 10 克　金钱草 30 克　海金砂 10 克（包）　鸡内金 10 克　冬葵子 10 克　川牛膝 10 克　甘草梢 3 克

【功效】清热利湿，排石通淋。

【用法】水煎服。

【说明】本方适用于治疗泌尿系结石。共治疗数十例，获得满意疗效。

尿路结石

刘猷枋　中国中医科学院广安门医院研究员

【处方】三棱 15 克　莪术 15 克　穿山甲 9 克　皂角刺 9 克　川牛膝 12 克　薏苡仁 15 克　青皮 9 克　枳壳 9 克

加减：血瘀明显者加桃仁（连皮带尖生用）9 克；气滞明显者加赤芍 9 克；热重排尿不畅者加金钱草 30 克、车前子 10 克；气逆者加厚朴。

【功效】活血化瘀，软坚散结，消肿排石。

【用法】水煎服。

【说明】本方适用于治疗上尿路结石。共治疗 173 例，排石 114 例，排石率为 65.9%，结石下移 32 例，下移率为 18.5%。总有效率为 84.4%。

阳　痿

王季儒　天津市长征医院主任医师

【处方】淫羊藿 30 克　巴戟天 30 克　淡苁蓉 30 克　党参 30 克　仙茅 15 克　阳起石 15 克　天冬 30 克　枸杞子 30 克　菟丝子 30 克　蛇床子 30 克　五味子 30 克　海狗肾 30（如无改羊腰子 1 对，开水烫，剥去皮，焙干）

【功效】补肾起萎。

【用法】上药共研细为蜜丸，每丸重 9 克，每日 2 次，每次 1 丸。

【说明】本方适用于治疗身体虚弱，阳痿不举，或年老肾虚阳痿者。临床屡用屡效。服药期间宜停房事。

阳　痿

陈玉梅　北京外交部通讯总台卫生所主任医师

【处方】蜈蚣18克　当归60克　白芍60克　甘草60克

【功效】养血活血，温经通络。

【用法】蜈蚣研细末（不去头足或烘烤），当归、白芍、甘草晒干后研细末，过90~120目筛，然后混匀分40包，每次服0.5~1包，早、晚各服1次，用白酒或黄酒送服。15天为1疗程。

【说明】本方适用于血瘀或血虚之阳痿。共治疗737例，近期治愈655例，治愈率为88.9%，好转77例，好转率为10.4%，无效5例。服药期间忌生冷及生气恼怒。

阳　痿

汤承祖　江苏省南通市中医院主任医师

【处方】大熟地240克　当归180克　川芎120克　黄芪180克　补骨脂180克　菟丝子180克　金樱子180克　五味子60克　覆盆子180克　车前子180克　枸杞子180克　蛇床子120克　肉苁蓉180克　陈皮90克　甘草60克　黄狗肾180克

【功效】温补肾阳，养血和络，益肝兴阳。

【用法】先将黄狗肾切片，文火焙，另研细粉，其余诸药捣碎另研粉，然后两种药粉混合后再研，过100目筛，水泛为丸如绿豆大。每服10克，每日3次，饭前开水送服。

【说明】本方适用于治疗已婚、未婚之阳痿病，亦可治疗肾阳虚滑精、漏精、早泄等症。

阳　　强

周凤梧　山东中医药大学教授

【处方】玄明粉 10 克

【功效】泻火。

【用法】上药以纱布包扎，每晚睡前外敷两手心。

【说明】本方适用于治疗阳强不倒。治疗多例，均有效。如再服下方即可根治。

阳　　强

周凤梧　山东中医药大学教授

【处方】生地 12 克　炙龟板 9 克　知母 6 克　黄柏 6 克麦冬 6 克　北沙参 6 克　生石膏 24 克　肉桂 1.5 克

【功效】泻火敛阳。

【用法】水煎服。

【说明】本方适用于治疗阴茎无故勃起、久久不软者。与上方配合外用，效更佳。

遗　　精

许履和　南京中医药大学附属医院教授

【处方】仙茅 10 克　淫羊藿 10 克　肉苁蓉 10 克　巴戟天10 克　鹿角片 4.5 克　黄精 12 克　黄柏 6 克　炙知母 6 克甘草梢 3 克　土牛膝 10 克　萆薢 10 克　路路通 10 克

【功效】补益肾督，清泻相火，宣通精窍。

【用法】水煎服。

【说明】本方适用于治疗失精后会阴、下肢脊柱疼痛。曾治愈 1 例，4 个月后随访，病已痊愈，其爱人已怀孕。

遗　精

华良才　甘肃中医学院教授

【处方】知母 15 克　黄柏 20 克　柴胡 30 克　女贞子 15 克　旱莲草 15 克

【功效】清泻相火。

【用法】每剂药煎 3 次，前两次煎出液内服，第 3 次煎出液于每晚临睡前，以略低于体温的温度坐浴或搓洗会阴部。

【说明】本方适用于治疗相火妄动型之遗精。在治疗过程中，坐浴见效即止，不可过用，以防矫枉过正，继发阳痿不举。

遗　精

梁秀清　河北省巨鹿县中医肿瘤门诊部主任医师

【处方】锁阳 250 克　龙骨 100 克　牡蛎 100 克　黄芩 250 克　覆盆子 150 克　淫羊藿 60 克　天花粉 120 克　甘草 60 克

【功效】清热生津，滋肾固精。

【用法】共研细末，每服 10 克，每日 3 次。

【说明】本方对有梦无梦遗精皆适用。共治疗 60 余例，一般服 2 剂即愈。

遗　精

杨守义　甘肃省中医院主任医师

【处方】生牡蛎 30 克　生龙骨 30 克　生芡实 30 克　生莲子 30 克　知母 18 克　麦冬 18 克　五味子 9 克

加减：夫妻不在一处或未婚者加滑石 30 克、竹叶 9 克；肝肾火旺者加炒黄柏 6~9 克、生杭芍 18 克；精关不固较重者加生山药 45 克、菟丝子 18 克。

【功效】潜阳秘精，滋阴清敛。

【用法】上药水煎 2 次，每次约 50 分钟，将两次药汁混合后，分早、中、晚 3 次温服。

【说明】本方适用于治疗梦遗、滑精、早泄，对由前三证引起的阳痿，亦颇有效验，且对妇女带下色黄者，也有较好疗效。临床验证，获满意效果。

血　精

徐福松　江苏省中医院教授

【处方】女贞子 10 克　旱莲草 10 克　生地 12 克　丹皮 6克　茯苓 10 克　山药 10 克　白芍 6 克　泽泻 6 克　苎麻根 20克

【功效】滋阴降火，凉血止血。

【用法】水煎服。

【说明】本方适用于治疗肾阴不足、阴虚火旺引起之血精（精囊炎），经临床验证，总有效率为 82%。

男子不育症

陈文伯　北京市鼓楼中医医院主任医师

【处方】淫羊藿 15 克　肉苁蓉 10 克　仙茅 15 克　枸杞子 10 克

加减：精气不足者加附子 10 克、肉桂 10 克、巴戟天 10 克、菟丝子 10 克；阴精不足者加制首乌 15 克、熟地 10 克、女贞子 12 克、知母 10 克；精室湿热加黄柏 10 克、知母 10 克、龙胆草 12 克、野菊花 10 克。

【功效】温肾益精。

【用法】水煎服，亦可制成蜜丸，每丸 9 克，每次服 2 丸，每日服 2~3 次，白开水送服。

【说明】本方适用于治疗无精症引起的男子不育。应用本方治疗必须坚持服药，3 个月为 1 疗程，不能中断。服药期间戒烟、酒，忌辛辣食物及棉籽油等。共治疗 66 例，临床治愈 4 例，显效 6 例，有效 37 例，无效 19 例，总有效率为 71.22%。

脑　血　栓

任应秋　北京中医药大学教授

【处方】制豨莶草 50 克　干地黄 15 克　盐知母 20 克　当归 15 克　枸杞子 15 克　炒赤芍 29 克　龟板 10 克　牛膝 10 克　甘菊花 15 克　郁金 15 克　丹参 15 克　黄柏 5 克

【功效】养阴清热，通经活血。

【用法】水煎服。

【说明】本方适用于治疗脑血栓属阴虚之证。其效甚妙。

脑　血　栓

郑卓人　中国中医科学院研究员

【处方】黄芪　牛黄　丹参　川芎　地鳖虫　牛膝（原方未注明剂量）

【功效】益气活血，续血生新，祛瘀通脉，开窍益智。

【用法】上药研末，装入胶囊，每粒装药末 0.35 克，每日服 3 次，每次 4 粒。连服 4 个月为 1 疗程，有效则以 2~3 个月为 1 疗程。

【说明】本方适用于治疗脑动脉硬化和高血压引起的脑血栓形成而致的半身不遂、肢体麻木、腰膝酸软等症。共治疗 123 例，肌力恢复的有效率达 89%。

中　风

刘新武　河北医科大学第二医院主任医师

【处方】当归尾 10 克　鸡血藤 30 克　丹参 20 克　红花 15 克　乳香 10 克　没药 10 克　桃仁 10 克　甘草 10 克

【功效】通络活血。

【用法】水煎服。

【说明】本方适用于治疗中风、发病仓促、突然仆倒、不省人事。临床 40 余年来，曾对 25 例做了临床验证，有较好的疗效。

眩　　晕

张子琳　山西省中医研究院研究员

【处方】生白芍 12 克　石决明 15 克　蒺藜 12 克　菊花 9
克　生地 12 克　龙骨 15 克　牡蛎 15 克

加减：眩晕甚者加天麻、钩藤、玉竹；耳鸣甚者加磁石；
大便干者加当归、火麻仁；手足心烧者加丹皮、地骨皮；恶心
加竹茹、代赭石；失眠者加远志、炒枣仁；食少纳呆者去
生地。

【功效】平肝熄风，滋阴养胃。

【用法】水煎服。

【说明】本方适用于治疗肝阳上亢之眩晕。临床应用，效
果甚好。

眩　　晕

梁剑波　广东省肇庆市中医院主任医师

【处方】①天麻、钩藤、黄芩各 10 克　益母草、桑寄生、
石决明各 15 克　茯苓、法半夏各 12 克　陈皮、炙甘草各 6 克

②党参、茯苓、白术各 12 克　苏叶、法半夏、枳壳、前
胡各 10 克　桔梗、陈皮、炙甘草、木香各 5 克　天麻 10 克

【功效】①熄肝风，止眩晕。

②豁痰理气，镇逆止呕。

【用法】水煎服。

【说明】本方对治疗美尼尔氏病和耳源性眩晕有良效。1
方适用于急性发作、眩晕至地转天旋、眼球震颤者。2 方适用
于眩晕、耳鸣、恶心呕吐较剧者。本病愈后，不少患者会复

发，故恢复期，必须补虚，可服"杞菊地黄丸"，每次服 10
克，每日 3 次，可服 10～20 天，以求巩固。

眩　　晕

吕同杰　山东中医药大学教授

【处方】党参 30 克　白芍 15 克　柴胡 12 克　白术 24 克
茯苓 30 克　泽泻 15～30 克　当归 15 克　川芎 12 克　代赭石
15～30 克　荷叶 15～30 克　半夏 15 克　陈皮 9 克　龙骨 30
克　牡蛎 30 克　甘草 4.5 克

【功效】补益气血，健脾化痰，升清降浊。

【用法】水煎服。

【说明】本方适用于因气血虚弱、痰浊阻络、升降失常所
引起的缺血性眩晕、内耳性眩晕皆有良好的疗效。一般服 3～
6 剂即可见效，10～15 剂即可完全恢复。

眩　　晕

张梦侬　湖北中医药大学教授

【处方】代赭石粉 15 克　海蛤粉 15 克　石决明粉 15 克
煅磁石粉 15 克　淡竹茹 15 克　白茯苓 10 克　法半夏 10 克
陈皮 10 克　炙甘草 10 克　炒枳实 10 克　旋覆花 10 克（包）
胆南星 10 克　瓜蒌仁 10 克　炒杏仁 10 克　生姜 3 片

【功效】平肝降逆，涤痰逐饮，和胃止呕。

【用法】上药加水 3 升，煎成 1 升，每日分 3 次服完。

【说明】本方适用于治疗肝阳亢盛兼夹痰饮之眩晕。曾治
疗多例，皆愈。

神经官能症

路志正　中国中医科学院研究员

【处方】百合 30 克　淮小麦 39 克　莲肉 15 克　夜交藤 15 克　大枣 10 克　甘草 6 克

加减：兼气郁者加合欢花 30 克；兼痰浊者加竹茹 9 克、生姜 6 克；兼湿阻者加藿荷梗各 10 克

【功效】养心阴，益心气，清虚热，定神志。

【用法】上药以冷水浸泡半小时，加水至 500 毫升，煮沸 15 分钟，滤汁，存入暖瓶内，不分次数，欲饮水时即取此药液饮之。

【说明】本方适用于治疗神经官能症、神经衰弱，症见神态不宁、心烦易躁、悲伤欲哭、失眠多梦、善惊易恐、心悸气短等。一般在数剂之内即可见效。

失　　眠

吴震西　江苏省南通市中医院主任医师

【处方】生龙骨 10～30 克　生牡蛎 30 克　朱茯苓 12 克　丹参 30 克　枣仁 30 克　合欢皮 12 克　夜交藤 30 克

加减：阴血虚加当归身、白芍、生地、龙眼肉；气阴虚加太子参、麦冬、五味子；阴虚火旺加生地、麦冬、黄连；心火偏亢加黄连（或莲子心）、黄芩、麦冬；心肝火旺加黄连、麦冬、栀子、丹皮；惊吓加酒炒郁李仁、生龙齿；肝郁加四逆散。

【功效】镇心安神。

【用法】水煎服。3 天为 1 疗程。

【说明】用本方治疗严重失眠症 157 例，显效 98 例，占62%；好转 55 例，占 35%；无效 4 例，占 3%。

不　寐

徐有玲　重庆市中医研究院研究员

【处方】法半夏 9 克　陈皮 9 克　茯苓 15 克　甘草 6 克枳实 6 克　竹茹 12 克　黄连 6 克　炙远志 6 克　石菖蒲 9 克夜交藤 30 克　珍珠母 30 克

加减：兼胃脘胀满或胀痛，可去夜交藤、珍珠母、黄连，加佛手 10 克、蒲公英 15 克。

【功效】化痰清热，和胃安神。

【用法】水煎服。

【说明】本方适用于治疗痰热内扰、胃失和降所致的失眠。有良效。

头　痛

关幼波　北京中医医院主任医师

【处方】首乌藤 30 克　旋覆花 10 克　生赭石 15 克　生石膏 30 克　钩藤 15 克　生地 10 克　白芍 30 克　当归 10 克川芎 10 克　香附 10 克　木瓜 10 克　佩兰 10 克　藕节 15 克牛膝 15 克　石斛 15 克

【功效】养血平肝，熄风止痛。

【用法】水煎服。

【说明】本方适用于治疗顽固性头痛、神经性头痛。对西医诊断为血管性头痛效果尤佳。经临床治疗多例，一般服14～30 剂后诸症便可消失。

偏 头 痛

余瀛鳌 中国中医科学院研究员

【处方】柴胡8克 川芎15克 蔓荆子12克 白芷10克 杭芍15克 当归12克 升麻6克 荆芥10克 羌活10克

加减：头目昏眩、耳鸣者加甘菊花、枸杞子各12克；头晕、胸闷有痰者加姜半夏8克、橘红络各5克；巅顶亦痛者加藁本、羌活各10克；口干、大便偏干燥结者加瓜蒌12克、生大黄5克；发作时鼻塞、不闻香臭者加细辛3克、辛夷6克；偏热者加黄芩、黄连各10克，甚则再加生石膏40克（先煎）。

【功效】祛风止痛。

【用法】水煎服。

【说明】本方适用于偏头痛不论左右者。临床疗效颇佳。

偏 头 痛

贝淑英 南京医科大学第一附属医院教授

【处方】川芎 白芷 白芥子 白芍 香附 郁李仁 柴胡 甘草（原方未注明剂量）

【功效】活血行气。

【用法】制成冲剂，每袋20克（每克含相当于川芎生药0.5克）。每日3次，每次服1袋，温开水冲服。5~10天为1疗程。

【说明】用上方共治疗150例，显效（吸药后偏头痛在2~3天内完全消除，观察半年未再发作）45例（30%），进步（服药后偏头痛在2~3天内症状改善，或半年内头痛再发，再服药症状又迅速改善）81例（54%），无效24例（16%），总有效率为 84%。本方在临床使用中尚未发现耐药性、成瘾性及其他副作用。

精神分裂症

王季儒　重庆市中医研究院研究员

【处方】生龙骨 30 克　牡蛎 30 克　石决明 30 克　珍珠母 30 克　龙胆草 9 克　天竺黄 9 克　矾郁金 9 克　旋覆花 9 克　代赭石 9 克　黄芩 9 克　金礞石 30 克　沉香 5 克　大黄 6 克

另：甘遂 1.5 克、朱砂 1.5 克

【功效】平肝泻火，豁痰镇心。

【用法】水煎服，每日 1 剂。甘遂、朱砂共研细末，用汤剂冲服，隔日 1 次。待狂症平时，可减甘遂。

【说明】本方适用于治疗精神分裂症。曾治愈多人。若由忧思而患为癫者不宜用该方。

精神分裂症

朱曾柏　湖北中医药大学教授

【处方】生大黄 50 克

加减：症状稳定后可用导痰汤巩固，方用制半夏 9 克、橘红 6 克、茯苓 9 克、炙甘草 3 克、南星 6 克、枳实 9 克。

【功效】苦寒泄热，散瘀化积，荡涤肠胃。

【用法】生大黄研粉末，用开水冲之，待冷频饮。导痰汤水煎服。

【说明】本方适用于治疗狂躁型精神分裂症。一般用药后均能使狂乱定，诸症平。

癫　狂

梁秀清　河北省巨鹿县中医肿瘤门诊部主任医师

【处方】磁石12克　海浮石20克　小海石30克　寒水石20克　紫石英20克　炒枣仁15克　远志10克　半夏10克　陈皮30克　郁金12克　柴胡10克　甘草20克　芙蓉花5克（为引）

加减：头痛加白芷10克、羌活10克；口干多饮加寸冬12克、天花粉12克；狂跑加蝉蜕20克。

【功效】疏肝理气，定惊安神。

【用法】水煎服，每日2次，另将朱砂1克、琥珀1克研细末，分2次用上药冲服。

【说明】本方适用于治疗癫狂症。严重者须每天1剂，一般服20多剂痊愈。共治疗31例，其中无效3例，复发2例，余皆为显效。如无芙蓉花，则多加磁石20克、白石英20克。

癫　痫

任继学　长春中医药大学教授

【处方】白花蛇头（其他蛇头亦可）3具　玳瑁20克　郁金25克　天竺黄30克　天麻15克　真沉香10克　胆南星15克　白芍5克　清半夏10克　全蝎10克　蜈蚣5条　僵蚕15克　牛黄0.15克　麝香0.3克　琥珀5克　西红花5克　动物脑（以猴、羊脑为优，牛、马、猪脑不用）1具

【功效】理气散结，平肝熄风，安脑养心，镇惊安神。

【用法】上药焙干，共为细末，每服10克。每日2次，白开水送下，儿童酌减。

【说明】本方适用于治疗原发性癫痫。该方为师传秘方，临床运用，疗效较为理想。

癫　　痫

李　超　解放军 151 医院主任医师

【处方】柴胡 10 克　荆芥 5 克　天竺黄 10 克　姜半夏 5 克　川芎 5 克　丹参 5 克　僵蚕 2 克　蜈蚣 1 条

【功效】疏肝理气，祛痰定痫。

【用法】上药共为细末，过 100 目筛，炼蜜为丸，每丸重 1 克，10 岁以下者每次 3～9 丸，每日 3 次，姜糖水送服。

【说明】本方适用于治疗癫痫，经治 33 例，总有效率为 93.9%。

老年性痴呆

吴圣农　上海中医药大学教授

【处方】党参 12 克　炙黄芪 12 克　熟附片 12 克　淡干姜 3 克　生白术 9 克　石菖蒲 9 克　陈皮 6 克　姜半夏 6 克　益智仁 12 克　淮山药 12 克　越鞠丸 12 克（包）

加减：夜寐不安加酸枣仁 9 克、夜交藤 30 克；气滞胸闷加柴胡 6 克、郁金 9 克、佛手 6 克。

【功效】温补肾阳，益气健脾。

【用法】水煎服。

【说明】本方经临床应用多例，对轻度脑萎缩、脑动脉硬化、老年性痴呆，疗效颇佳。早期患者连用 1 个月，诸症即可明显好转。随后可用附桂八味丸、人参健脾丸等巩固疗效。

梦　游

张梦侬　湖北中医药大学教授

【处方】酸枣仁 15 克　丹参 15 克　茯神 15 克　法半夏 15 克　陈皮 15 克　炙甘草 15 克　龙齿粉 15 克　白术 10 克　石菖蒲 10 克　远志肉 10 克　竹茹 10 克　炒枳壳 10 克　生姜 3 片

【功效】除痰涤饮，养心安神。

【用法】上药加水 2 升，煎成 1 升，每日分 3 次服。

【说明】本方适用于治疗梦游症。治疗多例，均效。

老年贫血

单健民　江苏省阜宁县中医院主任医师

【处方】黄芪 20 克　党参 20 克　仙茅 10 克　土炒白术 20 克　当归 10 克　鸡血藤 15 克　鹿角霜 30 克　炒白芍 20 克　陈皮 10 克　熟附片 5 克　菟丝子 10 克　熟地 15 克　大枣 10 克　代赭石 10 克

加减：消化道出血加地榆炭 20 克、乌贼骨 20 克、浙贝母 5 克，去附片、仙茅、鹿角霜；慢性气管炎伴感染加鱼腥草 20 克、醋炙麻黄 5 克、败酱草 15 克，去附片、仙茅。

【功效】温肾阳，填精血，健脾益气。

【用法】水煎服。

【说明】本方适用于治疗老年性贫血。共治疗 35 例，有效率达 97.1%。在服药过程中无任何不良反应。

血小板减少症

关幼波　北京中医医院主任医师

【处方】新鲜牛皮

【用法】取新鲜牛皮（不拘量）去毛，洗净用绞肉机绞碎后，用清水煎熬成稀胶状，以无皮渣为度。成人每日服 100～200 毫升，小儿每日服 50～100 毫升。

【说明】本方对于提升血小板有一定效果。服时可加入少许香油、食盐或白糖以调其味，可以单服亦可根据患者的临床表现配合汤药同服。若见小儿单服此胶出现烦躁起急者，可另用白茅根、小蓟各 30 克煎水为引同服。

痹　　症

刘赤选　广州中医药大学教授

【处方】老桑枝 30 克　薏苡仁 30 克　竹茹 15 克　丝瓜络 15 克　芦根 30 克　冬瓜仁 30 克　寮刁竹 15 克　豨莶草 15 克　滑石 30 克

【功效】清热利湿，祛痰化瘀。

【用法】水煎服。

【说明】本方适用于湿热与痰火互结，痹于关节，症见关节红肿剧痛或关节游走性疼痛不止、高热、烦渴者，用之可效。

痹　症

朱良春　江苏省南通市中医院主任医师

【处方】熟地、当归、淫羊藿、鹿衔草各 120 克　炙全蝎、炙蜈蚣各 25 克　炙乌梢蛇、炙蜂房、炙地鳖虫、炙僵蚕、炙蜣螂片各 90 克　甘草 30 克

【功效】益肾壮督，蠲痹通络。

【用法】上药共研极细末，另用生地、鸡血藤、老鹳草、寻骨风、虎杖各 120 克煎汁，泛丸，如绿豆大。每次 6 克，每日 1 次，饭后服。

【说明】本方适用于治疗类风湿性关节炎、增生性脊柱炎。妇女经期及孕期忌服。该方用于临床，疗效显著。

痹　症

易介仁　湖南省湘乡市人民医院主任医师

【处方】制川乌 10 克　桂枝 10 克　白芍 30 克　甘草 15 克　牛膝 15 克　蜈蚣 1 条　全蝎 4 克　秦艽 10 克　防风 10 克　续断 10 克　萆薢 10 克　当归 12 克

【功效】温经散寒，祛风除湿。

【用法】水煎服。

【说明】本方适用于治疗疼痛由腰臀部向大小腿肌群发生挛痛，重着酸麻，胀痛作冷，形寒身重，骤然痛不可忍之坐骨神经痛。

痹　　症

易介仁　湖南省湘乡市人民医院主任医师

【处方】地龙 5 克　牛膝 10 克　香附 10 克　甘草 4 克
当归 12 克　黄芪 15 克　苍术 10 克　黄柏 10 克　白芷 10 克
桃仁 10 克　乳香 10 克　没药 10 克　秦艽 10 克　红花 4 克
川芎 6 克

【功效】活血祛瘀，通络止痛。

【用法】水煎服。

【说明】本方适用于治疗腰腿痛持续性阵发加剧或减轻，
自上向下牵引痛、刺痛、钻痛，大腿皮肤自觉有灼热感，行走
运动受限，穴位压痛点明显的血瘀型坐骨神经痛。

痹　　症

易介仁　湖南省湘乡市人民医院主任医师

【处方】黄芪 15 克　桃仁 10 克　红花 5 克　当归 12 克
赤芍 12 克　川芎 6 克　生地 12 克　防风 6 克　小茴香 10 克
牛膝 10 克　秦艽 10 克　续断 10 克

【功效】行气活血，通络镇痛。

【用法】水煎服。

【说明】本方适用于治疗因外伤引起使坐骨神经根受压
迫，疼痛自腰骶部呈放射性阵发性疼痛，行走受限，弯腰蹲地
困难的坐骨神经痛。

痹　症

姜春华　上海医科大学教授

【处方】制川乌9克（先煎）　生地60克　威灵仙9克
蚕砂15克　秦艽15克　乌蛇6克　淮牛膝9克　豨莶草15
克　五加皮15克　独活9克

加减：行痹加防风10克、丹参15克；痛痹加细辛5克、
桂枝6克；着痹加薏苡仁15克、苍术6克、茯苓20克；若痰
湿留滞经络则生地减量，酌加白芥子、海桐皮；在上者酌加羌
活、桑枝、桂枝；在下者酌加防己、木通、黄柏。

【功效】补肝益肾，祛风除湿。

【用法】水煎服。

【说明】本方适用于治疗坐骨神经痛。用于一般关节炎、
颈椎肥大、变形，亦有较好疗效。

痿　症

张梦侬　湖北中医药大学教授

【处方】制首乌30克　桑枝30克　菟丝子15克　威灵仙
15克　鹿角胶15克　制龟板15克　活血藤15克　沙苑子15
克　川牛膝15克　制狗脊15克　霜苍术10克　黄柏炭10克
贯众10克

【功效】补肝肾，通奇经，起痿躄。

【用法】上药加水5升，煎成2升，分2日6次，饭前温
服。如无不良反应，可继续常服，至病愈为止。

【说明】本方适用于治疗下肢肌肉萎缩，不能行走，且下
肢异常畏冷等症，已治疗多例，均获良效。

异　嗜　症

梁秀清　河北省巨鹿县中医肿瘤门诊部主任医师

【处方】陈皮 15 克　青皮 12 克　炒神曲 20 克　炒麦芽 20 克　槟榔 20 克　雷丸 6 克　五灵脂 15 克　广木香 5 克　枳壳 12 克　使君子 30 克　黄连 10 克　石膏 10 克　山楂肉 12 克　甘草 20 克

【功效】健脾理气，清火杀虫。

【用法】共研细末，分 30 包，每日 1 包，1 包分 3 次服（小儿减半）；喜食何物，以何物为引，即将其研细放在第 1 包药末里同服，但只用一次，以后服药不必以此为引。

【说明】本方适用于治疗异嗜症。轻者服 1 剂，重者服 2 剂即愈，一般 1 剂半即愈。共治疗 64 例，全部治愈。其中嗜土者 12 例，嗜盐者 3 例，嗜煤者 8 例，嗜葱皮者 2 例。

肥　胖　症

梁剑波　广东省肇庆市中医院主任医师

【处方】首乌 10 克　荷叶 15 克　女贞子 5 克

【功效】平肝降热，滋肾潜阳。

【用法】水煎服。连服 2~3 个月。

【说明】本方适用于治疗肥胖症。该方药性平和，无副作用，体重、血脂会慢慢降低，功效显著。

补脑益智

龚志贤　重庆市中医研究院研究员

【处方】枸杞子30克　熟地15克　红参15克　淫羊藿15克　沙苑子25克　母丁香10克　沉香5克　荔枝核12克　炒远志3克

【功效】健脑补肾。

【用法】用白酒1000克加冰糖250克，浸泡上药1个月即可。每晚服20毫升，分数十口缓缓饮下。

【说明】本方适用于治疗因脑力劳动过度、精神疲倦、头昏脑胀、腰酸背痛，男子遗精阳痿、女子月经不调等症。久服能增强记忆力。曾用此方治疗男子因肾阳虚精冷不育症者10余例，服本方1~2剂泡酒后皆生育。少年、幼年禁服本方。

延年益寿

梁剑波　广东省肇庆市中医院主任医师

【处方】黄精15克　黄芪10克　枸杞子、山茱萸各5克　猪瘦肉50~100克

【功效】祛病延年，养颜健身。

【用法】用水适量煮汤佐膳。

【说明】本方适用于治疗老年人动脉硬化、高血压、早衰。有病治病，无病延年，冬季服用，最为有益，临床运用收到良好效果。初服本方会引起大便稀溏，但无副作用。消化不良者，可酌加白术10克同煎。

肠 伤 寒

何焕荣　江苏省苏州市中医院主任医师

【处方】生地榆 30 克　黄芩 15 克　红藤 30 克　败酱草 30 克　制大黄或生大黄 10 克

加减：热重加苦参、蚤休、黄连；湿重加平胃散（苍术、陈皮、厚朴、甘草）；湿热并重加苍术白虎汤（苍术、石膏、知母、甘草、粳米）。

【功效】清肠，泻热，通下。

【用法】水煎服，小儿剂量酌减。

【说明】此方适用于治疗肠伤寒。经治疗 121 例，平均开始退热时间为 4.76 天，平均完全退热时间为 6.93 天。总有效率为 88.44%。

肠 伤 寒

吴承忠　江西省景德镇市第三医院主任医师

【处方】佩兰叶 9 克　黄郁金 9 克　法半夏 6 克　陈橘皮 5 克　白茯苓 9 克　生甘草 2 克　小枳实 5 克　生竹茹 9 克　飞滑石 12 克　石菖蒲 3 克

【功效】芳香化浊，淡渗祛湿。

【用法】水煎服。

【说明】本方适用于治疗肠伤寒。在数十年临证中疗效颇佳。

细菌性痢疾

董建华　北京中医药大学教授

【处方】葛根 9 克　黄芩 9 克　焦槟榔 12 克　白芍 15 克
藿香 9 克　黄连 6 克　木香 9 克　生甘草 6 克　车前草 15 克
炮姜 3 克

【功效】清热化湿，消积导滞，调和气血。

【用法】水煎服。

【说明】本方对湿热性急性细菌性痢疾有很好的疗效。经
临床治疗 163 例，治愈 129 例，占 79%。总有效率达 92%。

麻疹（壮年）

王渭川　成都中医药大学教授

【处方】麻绒 9 克　柴胡 9 克　葛根 9 克　当归 9 克　山
楂 9 克　鸡内金 9 克　丹皮 9 克　淡豆豉 9 克　升麻根 24 克
板蓝根 24 克　大青叶 60 克　紫草 60 克　炒葶苈子 6 克　川
贝母 6 克

【功效】宣表清里，消食透邪。

【用法】水煎服。

【说明】本方适用于壮年人之麻疹。该病临床比较少见，
但往往病势较重。曾治 1 例，仅服 4 剂即获显效。

绦　　虫

王云翮　天津中医药大学教授

【处方】槟榔片 120~150 克　雷丸 60~75 克

【功效】清泻湿热，杀虫消积。

【用法】将上药用水浸 1 夜，翌日用文火煎沸 2~3 小时，但必须保持药液在 400~500 毫升。晨起后不漱口，不进食，等到中午 12 点半左右顿服。

【说明】本方适用于治疗绦虫。服药后 1 小时许即觉腹痛欲泻，应尽量努提不坐便盆，到不可忍时再坐便盆，这样可使虫体盘于直肠内，坐便盆后大力努责，使之一涌而下。泻后易耗散正气，损伤脾胃，要在 1 周内禁食油腻及生冷之物，以免引起宿食不化。一般服药后 2~4 小时即可排出虫体，在临床应用中，未发现明显副作用，屡试屡效。年老体弱、小儿用量酌减。

钩　虫　病

王正公　上海市第二人民医院主任医师

【处方】榧子肉 30 克　使君子肉 15 克　苦楝根皮 10 克　贯众 30 克

【功效】杀虫化积。

【用法】上药加水 400 毫升，煎至 150 毫升，清晨空腹服。小儿减半。3 日为 1 疗程，可连服 3 个疗程。

【说明】本方适用于治疗钩虫病。临床应用多例，有效率为 60.6%。孕妇忌服。

二、外　科

痈

唐汉钧　上海中医药大学附属龙华医院主任医师

【处方】当归 12 克　赤芍 9 克　丹参 12 克　紫花地丁 30 克　金银花 9 克　连翘 9 克　黄芩 12 克　生黄芪 15 克　穿山甲 12 克　皂角刺 12 克

【功效】清热消肿，托里解毒。

【用法】水煎服。

【说明】本方适用于治疗热毒型有头疽（痈）。共治疗 32 例，均获痊愈，疗程最短 15 天，最长 60 天。

痈

唐汉钧　上海中医药大学附属龙华医院主任医师

【处方】党参 12 克　白术 9 克　茯苓 12 克　甘草 3 克　当归 12 克　生地 15 克　川芎 9 克　赤芍 9 克　金银花 9 克　连翘 9 克　黄芩 9 克　黄连 6 克　皂角刺 12 克　穿山甲 12 克

【功效】益气养荣，清热托毒。

【用法】水煎服。

【说明】本方适用于治疗正虚型有头疽（痈）。共治疗 52 例，痊愈 51 例，死亡 1 例（年老体虚并发紫癜性肾炎，死于肾功能衰竭）。

痈

唐汉钧　上海中医药大学附属龙华医院主任医师

【处方】生地 15 克　麦冬 12 克　白芍 12 克　天花粉 12 克　玄参 9 克　黄芪 18 克　皂角刺 12 克　穿山甲 12 克

【功效】养阴生津，清热托毒。

【用法】水煎服。

【说明】本方适用于治疗阴虚型有头疽（痈）。共治疗 45 例，治愈 44 例，死亡 1 例（败血症）。

脑疽发背

方致和　江苏省苏州市中医院主任医师

【处方】党参、生黄芪、当归、金银花、连翘、蒲公英各 30 克　赤芍 15 克　鹿角霜 12 克　茯苓 12 克　陈皮 6 克　白茄蒂 7 只

加减：阳虚者加鹿茸 1.5 克、附子 10 克、肉桂 1.5 克；阴虚火炽者去鹿角霜，加大生地 30 克、麦冬 15 克、制首乌 30 克；热势壮盛者加淡黄芩 10 克、蚤休 12 克；脓腐不化者加炙甲片 10 克、皂刺 10 克；毒邪势盛者加琥珀蜡矾丸 30 克同煎；痰盛湿重者加制半夏 10 克、远志肉 12 克、厚朴 10 克；正气衰竭者加人参 10 克、大生地 30 克。

【功效】扶正，温阳，托毒。

【用法】水煎服。

【说明】本方适用于治疗阴盛阳虚之脑疽发背，临床观察 85 例重症脑疽发背，治愈 80 例，占 94%；好转 4 例，占 4.8%；死亡 1 例，占 1.2%。

流　　注

顾伯华　上海中医药大学附属龙华医院教授

【处方】鲜生地 30 克　赤芍 9 克　丹皮 9 克　黄连 6 克
金银花 15 克　连翘 30 克　紫花地丁 30 克　黄芩 9 克　黄柏 9
克　生大黄 9 克（后下）　生甘草 3 克　雄黄粉 0.3 克（吞）

【功效】凉血解毒，清热消肿。

【用法】水煎服。

【说明】本方适用于治疗流注。共治疗 10 余例，均获
痊愈。

急性淋巴结炎

顾伯华　上海中医药大学附属龙华医院教授

【处方】人工牛黄 3 克　雄黄 15 克　公丁香 30 克　生乳
香 100 克　生没药 100 克　活化蟾酥 3 克　麝香酮 0.5 克

【功效】清热解毒，消肿止痛。

【用法】上药制成微粒丸。成人每次服 3 克，儿童服 1
克，用温开水送吞。还可用温开水或陈酒烊化后外涂患处。

【说明】本方适用于治疗急性淋巴结炎。对急性乳腺炎、
丹毒、痈等急性感染性疾病也有较好的疗效。共治疗化脓性淋
巴结炎 101 例，总有效率为 91.1%。

带状疱疹

王季儒　天津市长征医院主任医师

【处方】煅石膏 30 克　轻粉 30 克　海蛤粉 30 克　青黛 10 克　梅片 2 克

【功效】解毒止痛。

【用法】上药共研细末，凉水调涂患处，或用香油调涂亦可。

【说明】本方适用于治疗带状疱疹（蛇串疮）。用后有立觉清凉止痛之效。

带状疱疹

王渭川　成都中医药大学教授

【处方】雄黄 10 克　明矾 10 克　琥珀末 3 克

【功效】清解邪毒。

【用法】上药共研细末，用凉开水调如稀糊浆，以新羊毛刷蘸之擦患处，随干随擦。

【说明】本方适用于治疗带状疱疹。用上方涂擦患处皮肤，一般用药半日痛即止，用药 1 日可获治愈。

天疱疮

张志礼　北京中医医院主任医师

【处方】白茅根 30 克　生玳瑁 10 克（或用犀角粉 0.5 克）　生石膏 30 克　大青叶 30 克　生地炭 15 克　紫花地丁 10 克　莲子心 10 克　栀子 10 克　天花粉 15 克　黄连 5 克　生甘草 5 克

加减：水肿者加车前草 30 克、六一散 30 克；痒甚者加白鲜皮 30 克、苦参 15 克；遍身水疱，湿烂成片，口糜烂，便溏，苔厚腻者改用山药 30 克、扁豆 10 克、薏苡仁 30 克、萆

薢 15 克、生枳壳 10 克、生芡实 10 克、茵陈 15 克、黄芩 10
克、茯苓皮 15 克、冬瓜皮 15 克、马齿苋 30 克、车前子 15
克；若热明显加丹皮；若后期气阴两伤可用沙参 30 克、石斛
15 克、玄参 15 克、天麦冬各 10 克、生黄芪 15 克、生地 15
克、金银花 15 克、天花粉 15 克、蒲公英 15 克、丹皮 10 克、
连翘 10 克、川黄连 5 克；口糜外吹鹅口散。

【功效】清营凉血解毒。

【用法】水煎服。

【说明】本方适用于治疗天疱疮。用本方治疗 30 例，有
效率 90%。其中治愈 18 例，显效 9 例。

脓 胞 病

赵炳南　北京中医医院主任医师

【处方】龙胆草 9 克　黄芩 9 克　栀子 9 克　金银花 15 克
连翘 12 克　泽泻 9 克　木通 9 克　丹皮 9 克　六一散 15 克
大青叶 9 克

【功效】清热解毒利湿。

【用法】水煎服。

【说明】本方适用于治疗传染性脓胞病。临床运用，效果
很好。

脓 疱 疮

马云楼　长春中医药大学附属医院主任医师

【处方】黄柏 60 克　煅石膏 60 克　轻粉 12 克　红升丹
12 克　枯矾 6 克

【功效】清热解毒，收敛生肌。

【用法】共研极细末，用香油或豆油调敷患处。黄水多时，可直接将药粉撒布患处。

【说明】本方适用于治疗脓疱疮。方内的轻粉与水共煮及曝光时，可分解产生剧毒物质，故使用本方应注意避光，忌与水共煮及大面积使用。共治疗 106 例，病程均在 1 个月以上，全部治愈。

皮　肌　炎

夏少农　上海中医药大学教授

【处方】黄芪 20 克　党参 15 克　生地 15 克　北沙参 15 克　丹皮 12 克　紫草 12 克　鸡血藤 20 克

加减：发热、红斑显著加大青叶、金银花、蒲公英；肌肉疼痛为主，伴畏寒加附片、淫羊藿、羌活、独活；病久加丹参、红花；合并癌症加白花蛇舌草、蜀羊泉。

【功效】益气养阴，凉血通络。

【用法】水煎服。

【说明】本方适用于治疗气阴两虚型皮肌炎。临床应用 25 例，显效 11 例，有效 12 例，无效 2 例。总有效率为 92%。

皮　肌　炎

张镜人　上海市第一人民医院主任医师

【处方】党参 12 克　苍术 10 克　白术 10 克　山药 15 克　茯苓 10 克　薏苡仁 30 克　黄柏 10 克　丹参 15 克　红花 9 克　牛膝 10 克　秦艽 9 克　鬼箭羽 12 克　鲜茅莓根 30 克　威灵仙 10 克　萆薢 10 克　土茯苓 12 克

【功效】健脾益胃，清热除湿。

【用法】水煎服。

【说明】本方适用于治疗脾虚湿热型皮肌炎或多发性肌炎。治疗 5 例患者，3 例有效，肢体萎软消失，关节、肌肉疼痛明显好转，饮食增加。

血栓性静脉炎

奚九一　上海市虹口区中心医院主任医师

【处方】益母草 60 克　紫草 15 克　紫花地丁 30 克　赤芍 15 克　丹皮 15 克　生甘草 30 克　生大黄 5～10 克　三七粉 3 克（吞）

加减：热肿显著，舌质红，脉滑数，热偏重者加牛角片 30 克、生石膏 60 克、柴胡 15 克；灼热肿痛已减退者去紫花地丁、生大黄，可加生黄芪 30 克、茯苓皮 30 克

【功效】清湿泻热，凉血解瘀消肿。

【用法】水煎服。

【说明】本方适用于治疗急性血栓性深静脉炎热壅证。共治疗急性 35 例，亚急性 25 例，疗效均较显著。患肢灼热肿痛症状 5～10 天基本消退。

血栓闭塞性脉管炎

顾亚夫　江苏省中医研究院研究员

【处方】当归 12 克　党参 12 克　生黄芪 15 克　石斛 12 克　玄参 9 克　牛膝 9 克　金银花 9 克　生甘草 6 克

【功效】培补气血，养阴清热。

【用法】水煎服或将上药制成糖衣浸膏片，每片含生药 2.7 克。每日服 3 次，每次 15 片。2～3 个月为 1 疗程，必要

时可连续数个疗程。

【说明】本方适用于治疗血栓闭塞性脉管炎。用本方共治疗Ⅰ、Ⅱ、Ⅲ期患者100例，治愈48例，显效45例，好转4例，无效3例，总有效率为97%。

下肢动脉硬化性闭塞症

奚九一　上海市虹口区中心医院主任医师

【处方】海藻30克　生牡蛎30克　虎杖30克　失笑散15克　豨莶草30克

加减：心气虚者加党参、麦冬、五味子；肾阳虚者加淫羊藿、附子、肉桂；坏疽伴感染者加制大黄、黄柏、金银花。

【功效】软坚消痰，化瘀通络。

【用法】水煎服。

【说明】本方适用于治疗老年下肢动脉硬化性闭塞症。经治疗45～80岁患者142例，临床治愈118例（83.1%），好转18例（12.7%），截肢6例（4.2%）。如系糖尿病所致坏疽者，不属本方治疗范围。

坐　板　疮

许履和　江苏省中医院主任医师

【处方】苦参30克　川椒9克　黄柏15克　地肤子15克　蛇床子15克　金银花15克　白芷9克　野菊花12克　生甘草9克　大菖蒲9克

【功效】清热利湿，润肤止痒。

【用法】煎汤浸洗患处，每日2次。

【说明】本方适用于治疗坐板疮。临床运用，每获良效。

冻　疮

李风歧　江苏省南京市鼓楼医院主任医师

【处方】薄盖灵芝

【功效】扶正固本，解毒收敛。

【用法】取薄盖灵芝，按常规方法制成软膏，浓度约为10%。每日外搽2~3次，每次涂药后轻揉1~2分钟。若有溃疡者应先用消毒药水清洗后涂药膏，再用纱布包扎，连续治疗。

【说明】本方适用于治疗冻疮。经对动物冻疮试验证明，该药能促进冻疮皮损愈合，防止感染。经临床420例验证，痊愈221例，有效155例，总有效率为89.5%。

臁　疮

王季儒　天津市长征医院主任医师

【处方】铜绿10克　樟丹10克　宫粉6克　冰片6克　乳香12克　没药12克　松香6克　珠粉0.3克　轻粉3克

【功效】化腐生肌。

【用法】上药共研细末，香油调涂油纸上，另用一张盖之，用针将油纸刺孔，贴患处，用纱布条缠紧，愈紧愈好，10余日后再换新药。

【说明】本方适用于治疗臁疮（慢性下肢溃疡），用此方治疗多例，均获良效。

丹　毒

许履和　南京中医药大学附属医院教授

【处方】粉萆薢9克　丹皮9克　归尾9克　牛膝9克　防风4.5克　防己9克　秦艽4.5克　薏苡仁15克　黄柏4.5克　赤芍9克　赤茯苓9克　金银花30克　紫花地丁30克　车前子9克　连翘9克

【功效】祛湿热，疏风邪，通经络。

【用法】水煎服。

【说明】本方适用于治疗慢性丹毒急性发作者。如急性发作控制，余肿不消者，可服下方。

丹　毒

许履和　南京中医药大学附属医院教授

【处方】川黄柏4.5克　苍术4.5克　淮牛膝9克　木瓜6克　薏苡仁12克　汉防己9克　泽泻9克　赤茯苓9克　猪苓9克　秦艽4.5克　萆薢9克　车前子9克（炒研）　威灵仙9克

【功效】化湿泻热，和营通络。

【用法】水煎服。

【说明】本方适用于治疗丹毒急性症状控制，但余肿未消者。以上二方临床验之，每获良效。

丹　　毒

朱仁康　中国中医科学院广安门医院研究员

【处方】苍术 1000 克　蜂蜜 250 克

【功效】健脾燥湿，解郁辟秽。

【用法】先将苍术煎煮取汁浓缩成稠膏，加入蜂蜜调匀。每日 2 次，每次 1 汤匙，一般可服半月。

【说明】本方适用于治疗慢性丹毒，特别对防止慢性丹毒的复发疗效显著。临床上采用上方治疗，多获满意效果。一般急性发作经处理红肿消退后，即可服本方 2～3 个月，1 剂药可用半月。

痱　　子

梁剑波　广东省肇庆市中医院主任医师

【处方】滑石、寒水石、生石膏、熟炉甘石各等分

【功效】凉肌止痒，解热除烦。

【用法】上药研极细末，水飞过，晒干，瓶贮。每沐浴或出汗后，以粉扑患处。

【说明】本方适用于治疗热痱。临床运用 40 年，以治热痱或热痱之继发感染，较为满意。

瘰　　疬

张梦侬　湖北中医药大学教授

【处方】炒橘核 10 克（打）　天葵子 10 克　海藻 15 克昆

布 15 克　牡蛎粉 30 克　夏枯草 60 克　煨莪术 10 克　浙贝母
10 克　炒枳实 10 克　蒲公英 30 克　法半夏 10 克　紫花地丁
30 克　白花蛇舌草 60 克

【功效】行气散结，化痰软坚，清热解毒。

【用法】水煎服。10 剂为 1 疗程。

【说明】本方适用于治疗瘰疬（淋巴结核）。对已溃、未
溃均可治疗。曾治疗多例，均有效验。

甲状腺功能亢进

许履和　江苏省中医院主任医师

【处方】昆布 10 克　海藻 10 克　海浮石 12 克　夏枯草
12 克　灸远志 5 克　生牡蛎 18 克　玄参 10 克　川贝母 5 克
枣仁 12 克　青陈皮各 5 克　朱茯苓 10 克　杭菊 6 克　合欢皮
10 克

【功效】清热化痰，平肝潜阳。

【用法】水煎服。

【说明】本方适用于治疗甲状腺功能亢进症。临床治疗数
十例，均获愈。

甲状腺功能亢进

张梦侬　湖北中医药大学教授

【处方】牡蛎粉 24 克　夏枯草 60 克　蒲公英 30 克　黄药
子 10 克　炒橘核 10 克　浙贝母 10 克　天葵子 15 克　银柴胡
10 克　海藻 15 克　昆布 15 克　紫花地丁 30 克　野菊花 10 克
甘草 10 克

【功效】清热化痰，软坚散结。

【用法】水煎服。30 剂为 1 疗程。

【说明】本方适用于治疗瘿瘤（甲状腺功能亢进），临床效佳。

甲状腺功能亢进

龚志贤　重庆市中医研究院研究员

【处方】生地 60 克　玄参 30 克　玉竹 30 克　炙龟板 30 克　当归 20 克　麦冬 30 克　白芍 30 克　丹皮 20 克　女贞子 30 克　旱莲草 30 克　党参 30 克　黄芪 60 克　枸杞子 30 克　海藻 80 克　昆布 30 克　茯苓 60 克　泽泻 30 克　牡蛎子 30 克　夏枯草 60 克　制首乌 30 克　红枣 30 克　山药 60 克

【功效】滋阴潜阳，双补气血，消瘿散结。

【用法】上药共研细末，炼蜜为丸，每丸重 10 克，早、中、晚各服 1 丸，温开水送下。

【说明】本方适用于治疗瘿瘤（甲状腺功能亢进）。一般服 1 剂即可见效。可连服 2~3 剂，以巩固疗效。

甲状腺功能亢进

孙允中　辽宁中医药大学教授

【处方】生牡蛎 20 克　昆布 25 克　海藻 25 克　夏枯草 25 克　当归 15 克　白芍 20 克　柴胡 15 克　香附 15 克　郁金 15 克

【功效】软坚散结，疏肝解郁，养血和血。

【用法】水煎服。

【说明】本方适用于治疗甲状腺功能亢进症。临床验证，效果确切。

甲状腺功能亢进

夏少农　上海中医药大学附属曙光医院教授

【处方】黄芪30克　党参20克　大生地12克　怀山药12克　北沙参15克　麦冬12克　夏枯草30克　制香附12克

【功效】益气养阴，化痰疏气。

【用法】水煎服。

【说明】本方适用于治疗甲状腺功能亢进症。临床治疗数百例，取得显著疗效，对西药治疗无效者，均有较好疗效。曾多次得到卫生部及上海市科技先进奖励。

甲状腺功能亢进

梁剑波　广东省肇庆市中医院主任医师

【处方】党参、玄参、丹参各15克　麦冬、五味子、柏子仁、熟枣仁各10克　生地30克　远志、炙甘草各1.5克

加减：性情急躁、手颤加石决明30克、钩藤12克、龙胆草5克；多食、容易饥饿、体重下降、大便次数增多加白术15克、炒淮山药12克、黄连5克，减玄参；汗多加生牡蛎30克；心悸、气促、失眠加浮小麦、石菖蒲各10克、煅龙齿30克。

【功效】育阴潜阳，养血安神。

【用法】水煎服。

【说明】本方适用于治疗甲状腺功能亢进症。如本病符合手术治疗指征，应遵医嘱，行手术治疗。

甲状腺功能亢进

任继学　长春中医药大学教授

【处方】羚羊角2克（单煎）　生地15克　生白芍15克　黄药子10克　天竺黄20克　白蒺藜25克　沉香15克　香附10克　紫贝齿25克　莲子心15克　珍珠母50克

【功效】平肝理气，清热熄风，软坚散结。

【用法】水煎服。

【说明】本方适用于治疗甲状腺功能亢进症。临床运用，疗效满意。

甲状腺腺瘤

王季儒　天津市长征医院主任医师

【处方】生牡蛎30克　夏枯草30克　昆布12克　海藻12克　三棱6克　莪术6克　青皮5克　香附9克　玄参12克　浙贝母10克　山慈菇10克　黄药子10克　瓜蒌30克　蜈蚣1~4条。

【功效】消瘿散结。

【用法】水煎服。

【说明】本方适用于治疗瘿瘤（甲状腺腺瘤）。凡初服此方数剂，皆明显见效，大多数病例，肿瘤可消一半。继续再服即不似初服效力之速。待消至如粟米大时，起效变慢。但只要坚持服用，或配成丸药常服可获痊愈。

甲状腺功能减退症

邝安堃　上海市内分泌研究所研究员

【处方】党参 10~30 克　黄芪 15~30 克　仙茅 9 克　淫羊藿 9~15 克　菟丝子 9~12 克　熟地 9~12 克

加减：阳虚甚者加熟附片 6~9 克、肉桂 6~9 克、桂枝 6~9 克；浮肿明显者加茯苓 15~30 克、泽泻 15~30 克。

【功效】助阳，温肾，益气。

【用法】水煎服。

【说明】本方适用于治疗心脾肾阳虚型甲状腺机能减退症。共治疗 19 例，临床症状均改善，胆固醇降至正常范围，T_3、T_4 浓度上升、TSH 浓度下降。

指甲营养不良症

许履和　南京中医药大学附属医院主任医师

【处方】当归 10 克　白芍 10 克　生地 10 克　丹皮 6 克　山药 10 克　茯苓 10 克　泽泻 10 克　川续断 10 克　沙苑子 10 克　白蒺藜 10 克　滁菊 6 克　胚宝 4 片（吞）

【功效】养肝血，补肾阴。

【用法】水煎服。

【说明】本方适用于治疗指甲营养不良症。症见指甲畸形，凹凸不平，质地变软，指麻乏力，头晕耳鸣，口干腰酸，小便频数等。曾治 1 例，服上方月余，其病痊愈。

指甲剥离症

朱仁康　中国中医科学院广安门医院研究员

【处方】当归30克　白芍30克　白术30克　茯苓30克
丹皮45克　炒栀子45克　甘草30克

【功效】滋养肝血。

【用法】上药共研细末，水泛为丸，每日2次，每次6~9
克，开水送服。

【说明】本方适用于治疗指甲剥离症。临床有验。

阑　尾　炎

梁秀清　河北省巨鹿县中医肿瘤门诊部主任医师

【处方】蒲公英30克　海浮石6克　石膏10克　金银花
20克　薏苡仁30克　黄柏6克　党参10克　熟地10克　白
芍20克　甘草15克

加减：若急性阑尾炎加炙甘草40克、当归30克；若慢性
阑尾炎加刘寄奴15克、连翘10克。

【功效】清热解毒，平肝止痛。

【用法】水煎，分两次服。

【说明】本方适用于治疗急、慢性阑尾炎。共治疗11例，
全部治愈。

肠　粘　连

许履和　南京中医药大学附属医院教授

【处方】当归10克 延胡索10克 赤白芍各10克 木香3克 青陈皮各5克 乌药5克 炒枳实10克 神曲10克 炙甘草3克

【功效】理气，和营，健脾。

【用法】水煎服。

【说明】本方适用于治疗手术后引起的肠粘连。用此方治多人，效果均较满意。

肠 粘 连

董家云 南京医科大学第二附属医院主任医师

【处方】红花10克 丹参10克 木香10克 桃仁15克 红藤15克 赤芍15克 陈皮15克 莱菔子25克 连翘25克 紫花地丁25克 大黄10～15克（后下） 生甘草10克

加减：体虚者加黄芪25克、党参15～25克或红参15～25克。

【功效】活血化瘀，理气通下。

【用法】上药加水500毫升，煎至200毫升，分2次服。必要时每日2剂，分4次煎服。

【说明】用本方治疗因手术后并发之肠粘连50例，痊愈35例，占70%；好转10例，占20%；无效5例，占10%。

前列腺肥大

刘春堂 上海市卢湾区中心医院主任医师

【处方】三棱12克 莪术12克 地鳖虫9克 王不留行12克 桃仁6克 白芥子9克 陈胆星9克 皂角刺9克 车前子12克 牛膝9克 虎杖15克

加减：肾气虚者酌加熟地、淮山药、川续断、狗脊；湿热盛者加知柏、败酱草、红藤；寒凝气滞者加桂枝、乌药、小茴香；肝郁气滞者加沉香、柴胡、川楝子；中气不足者加参芪等。

【功效】祛痰散结，补肾通脬。

【用法】水煎服。

【说明】本方适用于治疗前列腺肥大症。可使肥大的前列腺缩小，尿路梗阻改善，小便得通。临床运用，获明显疗效。

前列腺肥大

梁剑波　广东省肇庆市中医院主任医师

【处方】益智仁、淮山药、黄芪、白术、党参各30克　桑螵蛸、山茱萸、杜仲、续断、熟枣仁、五味子各15克　煅龙骨、煅牡蛎各20克

【功效】温肾补精，约制膀胱

【用法】上药淡盐水拌过，蒸透晒干，研细末，炼蜜为丸，如绿豆大。每次服10克，开水送下，每日服2次。8岁以下小儿，药量减半。

【说明】本方适用于治疗老年前列腺肥大症。多年来以本方治疗老年人肾气虚寒，夜多小便，脬气不固。颇验。

阴茎海绵体硬结症

许履和　南京中医药大学附属医院教授

【处方】陈皮6克　青皮3克　制半夏6克　僵蚕10克　云茯苓10克　黄柏6克　甘草梢3克　牛膝3克　白芥子2克　荷叶1.5克

【功效】化痰散结。

【用法】水煎服。

【说明】本方适用于治疗阴茎痰核（阴茎海绵体硬结症）。临床治疗 10 余例，均获痊愈。

慢性阴茎海绵体炎

刘惠民　山东中医药大学教授

【处方】橘红 30 克　半夏 24 克　橘络 18 克

【功效】化痰软坚。

【用法】共捣成粗末，置白酒 250 毫升，密封，浸泡 7 天，入砂锅内煮沸数分钟，待冷后，加入碘化钾 5 克，溶化装瓶。用时震荡，勿使沉淀。每次服 2 毫升，加水 3 毫升稀释。每日服 3 次。

【说明】本方适用于治疗慢性阴茎海绵体炎。用此方治疗数例，取得良好的效果。

精索静脉曲张

许履和　南京中医药大学附属医院教授

【处方】萆薢 10 克　汉防己 10 克　小青皮 6 克　柴胡 5 克　淮牛膝 10 克　泽兰 10 克　荔枝核 10 克　川楝子 10 克　赤芍 10 克

【功效】祛湿热，疏肝气，散瘀滞。

【用法】水煎服。

【说明】本方适用于治疗精索静脉曲张引起的阴囊肿痛。临床验之，药后能很快见效。

精索静脉曲张

张宝兴　河南中医学院主任医师

【处方】黄芪 20 克　升麻 10 克　柴胡 10 克　桃仁 10 克　小茴香 10 克　三棱 10 克　莪术 10 克　丹参 15 克　杜仲 10 克

加减：胀痛明显者加延胡索 10 克、乌药 10 克；阴囊湿冷者加附片 10 克、肉桂 6 克；精液常规异常者合用五子衍宗丸。

【功效】益气升提，活血化瘀，理气通络。

【用法】水煎服。

【说明】本方适用于治疗精索静脉曲张症。经临床观察 15 例，均有不同程度好转。

下　疳

许履和　南京中医药大学附属医院教授

【处方】青黛 9 克　轻粉 1 克　黄柏 15 克

【功效】解毒消肿，提脓升肌。

【用法】上药研极细末，擦于患处。

【说明】本方适用于治疗下疳。对感染引起之龟头部溃疡尤为灵验。

痔　疮

邵康吉　上海市第五人民医院主任医师

【处方】瓦松 20 克　鱼腥草 20 克　五倍子 15 克　乌梅肉

15 克　芒硝 60 克

【功效】清热利湿，敛疮止血。

【用法】将上药放入锅内加清水 1500 毫升，浓煎成 500 毫升，连渣带汁放入痰盂罐内约 2/3，候热坐薰之，至不热为止，然后用干毛巾揩干睡觉即可。每日 1 次，最好在临睡前用。

【说明】本方适用于治疗各种原因引起的痔疮，不论外痔、内痔、混合痔，均可用本方外治。本方为祖传秘方，经过 60 余年来的临床实践，效果确实非常明显。该方只能坐薰，不能直接洗患部，否则失效。

便　　血

梁秀清　河北省巨鹿县中医肿瘤门诊部主任医师

【处方】椿白皮 15 克　白茅根 30 克　马齿苋 10 克　神曲 15 克

【功效】清热燥湿，健脾敛血。

【用法】水煎服。

【说明】本方适用于治疗顽固性便血，尤其对不明原因之常年便血，其效更著。共治疗 40 余例，收效满意。

鱼　鳞　病

周鸣岐　辽宁省大连市第三人民医院主任医师

【处方】生黄芪 50 克　黑芝麻 40 克　丹参 25 克　地肤子 25 克　当归 20 克　生地 20 克　熟地 20 克　枸杞子 20 克　何首乌 20 克　白鲜皮 20 克　生山药 15 克　苦参片 15 克　防风 15 克　川芎 10 克　桂枝 10 克　蝉蜕 10 克　甘草 10 克

加减：心悸、失眠、健忘加炒枣仁、合欢皮；纳呆、脘胀去生地、熟地，加白术、鸡内金；便溏去黑芝麻、枸杞子、生地、熟地，加白术、淮山药；气短、自汗加党参。

【功效】补肾养血，祛风润肤。

【用法】水煎服。每剂煎 3 次，分 4 次服，早晚各 1 次，作两日用量。

【说明】本方适用于治疗鱼鳞病。共治疗 70 例，临床痊愈 12 例，明显好转 45 例，好转 11 例。总有效率为 97.1%。

鱼 鳞 病

张梦侬　湖北中医药大学教授

【处方】野菊花 10 克　黄柏 10 克　生栀子 10 克　金银花 30 克　土茯苓 120 克　生地 24 克　生黄芪 15 克　当归 10 克　丹皮 10 克　木通 10 克　蝉蜕 10 克　紫花地丁 30 克　荆芥 10 克

【功效】泻火败毒，益气滋阴，兼散风热。

【用法】上药加水 4 升，煎 2 小时，分两日 6 次服完。每次加白砂糖 1 大匙，调和微温，饭前服。30 剂为 1 疗程。

【说明】本方适用于治疗鱼鳞病。曾治多例，均在两疗程内痊愈。服药期间忌鸡、牛、羊、猪肉和鲤鱼、虾蟹以及葱、蒜、姜、辣椒、胡椒等发疮助火之物。

念 珠 菌 病

顾伯华　上海中医药大学附属龙华医院教授

【处方】生地 10 克　黄芩 10 克　栀子 10 克　连翘 10 克　竹叶 10 克　一枝黄花 15 克　金银花 6 克　车前子 10 克　生甘草 6 克

【功效】清热，凉血，利湿。

【用法】本方适用于治疗皮肤念珠菌病。临床应用多年，有较好疗效。

皮肤硬结红斑

张志礼　北京中医医院主任医师

【处方】党参 10 克　茯苓 10 克　白术 10 克　红花 10 克　伸筋草 10 克　鸡血藤 15 克　苏木 6 克　夏枯草 15 克　连翘 10 克　土贝母 10 克　陈皮 6 克　牛膝 6 克

加减：伴下肢浮肿者加木瓜、防己；午后低热、手足心热者加龟板、鳖甲、地骨皮；溃疡久不愈合者加黄芪、当归。

【功效】健脾益气，除湿化瘀，活血通络。

【用法】水煎服。

【说明】本方适用于治疗皮肤硬结红斑。临床应用多例，效果肯定。对硬结性红斑已发生溃疡者，有促进溃疡愈合作用。

粟粒性狼疮

顾伯华　上海中医药大学附属龙华医院教授

【处方】玄参 12 克　大生地 12 克　黄芩 9 克　百部 12 克　牡蛎 30 克　穿山甲 6 克　鹿衔草 15 克　陈皮 6 克　苍术 9 克　虎杖 15 克　夜交藤 15 克

加减：夜寐不安加朱茯苓、薏苡仁。

【功效】补肺，清热，软坚。

【用法】水煎服。

【说明】本方适用于治疗颜面粟粒性狼疮。共治疗 10 例，大部分病例在用药 3 周后开始获效，6~9 周后基本消退，其中 2 例治愈后，随访 2~4 年未见复发。

结 节 性 红 斑

赵炳南　北京中医医院主任医师

【处方】当归 9 克　丹参 9 克　土贝母 9 克　白芍 9 克　赤芍 9 克　玄参 12 克　夏枯草 9 克　紫草 9 克　生地 12 克　白术 9 克　黄柏 9 克　牛膝 9 克　茜草 9 克

【功效】清热利湿，活血化瘀。

【用法】水煎服。

【说明】本方适用于治疗结节性红斑。临床效果理想。

结 节 性 红 斑

朱仁康　中国中医科学院广安门医院研究员

【处方】地龙 9 克　鸡血藤 15 克　当归尾 9 克　红花 9 克　牛膝 9 克　香附 9 克　赤芍 9 克　泽兰 9 克　茜草 9 克　薏苡仁 9 克　王不留行 9 克　黄芩 9 克

【功效】活血祛瘀，通络利湿。

【用法】水煎服。

【说明】本方适用于治疗结节性红斑。曾治 1 例女性患者，服药 10 剂，治愈后未再复发。

硬　皮　病

徐宜厚　湖北省武汉市中医院主任医师

【处方】党参 15 克　茯苓 15 克　生黄芪 15 克　炒薏苡仁 15 克　土炒白术 10 克　肉苁蓉 10 克　陈皮 10 克　巴戟天 10 克　淫羊藿 15 克　丹参 12 克　山药 20 克　橘络 6 克

加减：心悸气短者加高丽参、冬虫夏草；肢端青紫冰冷者加鸡血藤、红藤、片姜黄；食少、呕吐、吞咽困难者加半夏、刀豆子、竹茹、橘皮；肢体浮肿者加汉防己、苍术皮、扁豆皮；皮肤硬化者加桃仁、制川乌、制草乌、皂刺、川芎、甲珠；皮肤萎缩者加龟板、鹿角胶；溃疡日久不易收敛者加白敛、赤小豆。

【功效】温阳，扶脾，通痹。

【用法】水煎服。

【说明】本方适用于治疗脾肾阳虚、寒湿痹塞型硬皮病。共治疗 25 例，临床治愈 13 例，占 52%；好转 9 例，占 36%。总有效率为 88%。

硬 皮 病

王德馨　天津医科大学附属医院教授

【处方】党参 15～30 克　黄芪 15～30 克　桂枝 9 克　熟地 30 克　赤芍 9 克　红花 9 克　首乌 30 克　鸡血藤 30 克　丹参 15 克　陈皮 9 克　香附 9 克　鹿角胶 12 克　甘草 6 克

加减：阳虚畏寒酌加附子、肉桂；脾虚便溏加五味子或白术；关节痛加秦艽、桑寄生、乌梢蛇；便秘加当归、桃仁；指端溃疡疼痛加延胡索或乳香、没药；阳痿加淫羊藿；脉结代者甘草改用炙甘草。

【功效】活血化瘀，调和营卫，补气养血，温补肾阳。

【用法】水煎服。

【说明】本方适用于治疗全身性硬皮病。共治疗 100 例，其中痊愈者 8 例，显效者 47 例，有效者 40 例；疗程最短者 3

个月，最长者 9 年，一般多为 1 年左右。

硬 皮 病

赵炳南　北京中医医院主任医师

【处方】全当归 9 克　党参 15 克　黄芪 30 克　川芎 9 克
白术 15 克　茯神 9 克　龙眼肉 15 克　远志 9 克　桂枝 9 克

【功效】补肾养血，益气健脾，温经通络。

【用法】水煎服。

【说明】本方适用于治疗局限性硬皮病。临床有验。

红 皮 病

赵炳南　北京中医医院主任医师

【处方】北沙参 30 克　丹参 30 克　玄参 15 克　二冬 15
克　生地 30 克　莲子心 9 克　槐花 30 克　生扁豆 15 克　生
芡实 15 克　蒲公英 30 克　金银花 30 克　天花粉 15 克　南沙
参 30 克

【功效】养阴生津，滋阴润燥，凉血解毒。

【用法】水煎服。每剂煎 3 次，每日分 3 次服。

【说明】本方适用于治疗急性剥脱性皮炎（红皮病）以内
热炽盛、毒热灼伤阴液为主证者。临床应用多例，疗效明显。

黄 褐 斑

窦国祥　东南大学附属中大医院主任医师

【处方】当归 10 克　赤芍 10 克　生地 10 克　川芎 10 克

桃仁 10 克　红花 10 克　牛膝 10 克　柴胡 6 克　枳实 6 克
桔梗 6 克　甘草 3 克

　　加减：血瘀内阻者加泽兰 10 克、延胡索 10 克、益母草 30
克；气滞血瘀者加郁金 10 克、香附 10 克、丹参 10 克、广木
香 10 克；肝肾阴虚者去柴胡、枳实、桔梗，加枸杞子 10～20
克、山茱萸 10～20 克、龟板 10～20 克、制首乌 10～20 克；寒
滞血瘀者去柴胡、枳实、桔梗，加吴茱萸 3 克、肉桂 3 克、炮
姜 6 克、延胡索 6 克、党参 10 克；气虚血瘀者加黄芪 20 克、
党参 20 克、白术 10 克；湿热血瘀者加茵陈 10 克、茯苓 10
克、猪苓 10 克、黄芩 10 克、黄柏 10 克。

　　【功效】活血养血，疏肝理气，祛瘀消斑。

　　【用法】水煎服。

　　【说明】本方适用于治疗黄褐斑，用本方治疗 119 例，总
有效率为 89.08%。

寻　常　疣

　　朱仁康　中国中医科学院广安门医院研究员

　　【处方】马齿苋 60 克　蜂房 9 克　大青叶 15 克　薏苡仁
30 克

　　【功效】清热解毒。

　　【用法】水煎服。

　　【说明】本方适用于治疗寻常疣。对扁平疣、传染性软疣
等也有较好的疗效。

扁　平　疣

　　许履和　南京中医药大学附属医院教授

【处方】生牡蛎 30 克　板蓝根 30 克　紫草 9 克　桑叶 6 克　黄芩 9 克　赤芍 9 克，薏苡仁 30 克　豨莶草 9 克　海桐皮 9 克

【功效】祛风散毒。

【用法】水煎服。

【说明】本方适用于治疗扁平疣、传染性软疣。共治疗数例，均治愈。

扁　平　疣

顾伯华　上海中医药大学附属龙华医院教授

【处方】大青叶 30 克　蒲公英 30 克　板蓝根 30 克　白花蛇舌草 30 克　土茯苓 30 克　黄芩 12 克　制大黄 9 克　牡蛎 30 克（先煎）　磁石 30 克（先煎）　鲜生地 30 克

【功效】清热平肝。

【用法】水煎服，亦可外洗。

【说明】本方适用于治疗扁平疣。临床收到较好治疗效果。部分病人服药数剂后，疣痒加重，其数有增，此为向愈之兆，不必忧之，继续用药，即可痊愈。

扁　平　疣

朱仁康　中国中医科学院广安门医院研究员

【处方】马齿苋 60 克　败酱草 15 克　紫草 15 克　大青叶 15 克

【功效】清解疣毒。

【用法】水煎服。7 剂为 1 疗程。

【说明】本方适用于治疗扁平疣、传染性软疣。共治疗 75

例，痊愈 47 例，平均服药 2 疗程。

扁 平 苔 藓

许履和　南京中医药大学附属医院主任医师

【处方】大胡麻 10 克　牛膝 10 克　苍术 3 克　菖蒲 3 克
生首乌 10 克　天花粉 10 克　川芎 1.5 克　甘草 2 克　苦参 10
克　赤芍 10 克　苍耳子 10 克　丹参 10 克　白鲜皮 10 克

【功效】养血，润燥，祛风。

【用法】水煎服。

【说明】本方适用于治疗扁平苔藓。治疗多例，效果
满意。

扁 平 苔 藓

朱仁康　中国中医科学院广安门医院研究员

【处方】乌蛇 9 克　羌活 9 克　荆芥 9 克　防风 9 克　马
尾连 9 克　黄芩 9 克　金银花 9 克　连翘 9 克　蝉蜕 6 克　白
芷 6 克　生甘草 6 克

加减：用药后皮疹趋退，停药后又有少起，去连翘，加全
蝎 6 克、桃仁 9 克。

【功效】祛风，除湿，清热。

【用法】水煎服。

【说明】本方主治大疱性扁平苔藓，经治 1 例，服上方 24
剂后痊愈，随访 2 年半未复发。本方虽为 1 例乏治疗经验，但
大疱性扁平苔藓乃罕见之症，中药疗效如此明显，应予肯定。

扁平苔藓

顾伯华　上海中医药大学附属龙华医院教授

【处方】生地 15 克　黄柏 9 克　知母 9 克　淮山药 12 克　山茱萸 9 克　泽泻 9 克　龙胆草 6 克　土茯苓 30 克　猪苓 12 克　生甘草 3 克

【功效】滋补肾阴，清利湿热。

【用法】水煎服。

【说明】本方适用于治疗阴部扁平苔藓（肾虚湿热下注型）。经治疗多例观察，有较好疗效。

扁平苔藓

顾伯华　上海中医药大学附属龙华医院教授

【处方】生地 15 克　玄参 9 克　天冬 9 克　麦冬 9 克　知母 9 克　黄柏 9 克　生栀子 9 克　白花蛇舌草 30 克　丹参 12 克　赤芍 9 克　桃仁泥 9 克　天花粉 12 克　炙穿山甲 6 克

【功效】养阴清热，活血化瘀。

【用法】水煎服。

【说明】本方适用于治疗黏膜扁平苔藓（阴虚内热血瘀型）。经治疗多例，疗效满意。

扁平苔藓

顾伯华　上海中医药大学附属龙华医院教授

【处方】生地 18 克　当归 9 克　白芍 9 克　制首乌 12 克

肥玉竹9克　红花9克　莪术9克　小胡麻9克　炙僵蚕9克
乌梢蛇6克（研粉分吞）

【功效】养营活血，祛风润燥。

【用法】水煎服。

【说明】本方适用于治疗局限性扁平苔藓（血虚风燥型）。
经临床应用多例，有一定疗效。

扁 平 苔 藓

顾伯华　上海中医药大学附属龙华医院教授

【处方】牛蒡子9克　桑叶9克　菊花9克　净蝉衣3克
白僵蚕9克　白鲜皮9克　地肤子9克　车前草9克　土茯苓
30克　苦参皮9克　生甘草3克

【功效】祛风清热，利湿止痒。

【用法】水煎服。

【说明】本方适用于治疗全身性泛发性扁平苔藓（风湿热
型）。经临床观察多例，疗效明显。

白 塞 氏 病

赵锡武　中国中医科学院西苑医院研究员

【处方】生甘草30克　生地30克　党参18克　黄芩9克
半夏12克　生姜6克　黄连6克　干姜3克　大枣7枚

加减：目赤加赤小豆20克、丹参12克；下肢浮肿加冬瓜
皮20克、茯苓皮12克；溃疡严重，可用生甘草12克、苦参
12克，煎汤外洗溃疡处。

【功效】泻火解毒，益气化湿。

【用法】水煎服。

【说明】本方适用于治疗白塞氏病。该方重用甘草（也可用生甘草9克，炙甘草9克，旨在生甘草以解毒，炙甘草以和中），可使中气运而湿自化。临床应用多例，总有效率在80%以上。

系统性红斑狼疮

赵炳南　北京中医医院主任医师

【处方】黄芪30克　黄精15克　鸡血藤30克　秦艽30克　乌梢蛇6克　丹参30克　莲子心12克　玉竹9克　白人参6克　白芍15克　当归15克　女贞子30克　熟地30克　黄连6克

【功效】养阴补血，凉血解毒。

【用法】水煎服。

【说明】本方适用于治疗系统性红斑狼疮。多年来，收治近百例，对部分患者取得了较为理想的疗效。

系统性红斑狼疮

吴圣农　上海中医药大学附属龙华医院主任医师

【处方】生地、熟地、白芍、黄芪各15克　当归、牛膝各10克　枸杞子、首乌、茯苓各12克　丹皮、栀子各9克　青黛0.3克　雄黄0.5克

【功效】清热解毒，滋养肝肾。

【用法】水煎服。

【说明】本方适用于治疗系统性红斑狼疮属肝肾不足型（即慢性缓解期）。共治疗15例，最终达到完全缓解者10例，基本缓解或部分缓解者4例，无效1例。其中完全缓解或部分

缓解占总数90%。

狐　　臭

梁剑波　广东省肇庆市中医院主任医师

【处方】正檀香　煅龙骨　滑石各等分

【功效】洁体生香，止汗护肤。

【用法】上药研极细末，瓶贮。沐浴后用粉扑将上药扑腋窝中，每日1~2次。

【说明】本方适用于治疗轻、中度狐臭，疗效较其他方法为佳。

湿　　疹

王季儒　天津市长征医院主任医师

【处方】煅石膏40克　轻粉15克　红粉10克　煅甘石30克　海蛤粉40克　冰片2克

【功效】敛疹止痒。

【用法】上药共研细末，外搽患处。

【说明】本方适用于治疗湿疹。对湿疹浸淫成片，奇痒而流黄水者有良效。

湿　　疹

朱仁康　中国中医科学院广安门医院研究员

【处方】生地30克　玄参12克　当归12克　丹参15克　茯苓9克　泽泻9克　白鲜皮9克　蛇床子9克

【功效】滋阴养血，除湿止痒。

【用法】水煎服。

【说明】本方适用于治疗亚急性湿疹、慢性阴囊湿疹、天疱疮等。

湿　疹

朱仁康　中国中医科学院广安门医院研究员

【处方】青黛 150 克　黄柏末 310 克　煅石膏末 310 克　炉甘石末 180 克　五倍子末 90 克

【功效】收湿止痒。

【用法】先将青黛和黄柏研细，后入另 3 种药研和，再加入凡士林，调成 30% 油膏，涂敷皮损上，每日 1~2 次。

【说明】本方适用于治疗慢性湿疹、皲裂性湿疹。

湿　疹

程门雪　上海中医药大学教授

【处方】鲜生地 20 克　粉丹皮 7.5 克　京赤芍 7.5 克　西河柳 7.5 克　浮萍草 15　地肤子 15 克　白鲜皮 15 克　净蝉衣 4 克

【功效】和营凉血，化湿止痒。

【用法】水煎服。

【说明】本方适用于治疗湿疹血虚湿热入营者。

湿　疹

程门雪　上海中医药大学教授

【处方】制首乌20克　粉萆薢10克　冬桑叶15克　粉丹皮7.5克　净蝉衣4克　薏苡仁20克　炙僵蚕7.5克　浙贝母15克　瓜蒌仁20克　梗通草4克　豨莶草7.5克　白鲜皮7.5克　炒赤芍7.5克

【功效】清热化湿，润肤止痒。

【用法】水煎服。

【说明】本方适用于治疗湿疹湿热入营，腑气不通。

湿　疹

赵炳南　北京中医医院主任医师

【处方】威灵仙、猪苓、栀子、黄芩、黄连、连翘、归尾、泽泻各50克　紫草、茜草根、赤茯苓皮各75克　白鲜皮、干生地各100克　粉丹皮50克

【功效】清热凉血，除湿利水，祛风止痒。

【用法】共研细末，水泛为丸如绿豆大，每次5~10克，每日服2次，温开水送下。

【说明】本方适用于治疗急性湿疹、婴儿湿疹。本丸药需密闭贮存，防止受潮。

神经性皮炎

许履和　南京中医药大学附属医院教授

【处方】生石膏 30 克　浮萍 6 克　生地 12 克　丹皮 9 克　黄芩 6 克　白鲜皮 10 克　连翘 10 克　苍耳子 10 克　栀子 10 克　蝉蜕 5 克　赤芍 10 克　甘草 3 克

【功效】清热解毒，散风止痒，凉血除湿。

【用法】水煎服。

【说明】本方适用于治疗泛发性神经性皮炎。临床运用，每能奏效。

神经性皮炎

梁剑波　广东省肇庆市中医院主任医师

【处方】何首乌 18 克　当归 5 克　胡麻 15 克　苦参 15 克　荆芥 5 克　生地 15 克　白芍 12 克

【功效】养血滋荣，解毒熄风。

【用法】水煎服。12 剂为 1 疗程。此为成人剂量。

【说明】本方适用于治疗神经性皮炎。如患处痕痒不止，可酌加大黄 30 克、蛇床子 20 克，入药渣中，煎水适量，作外洗剂，其效更佳，但不可内服。

日 光 性 皮 炎

赵炳南　北京中医医院主任医师

【处方】金银花 15 克　连翘 15 克　浮萍 9 克　蒲公英 12 克　薏苡仁 9 克　车前子 9 克（包）　木通 9 克　生甘草 30 克

加减：咳嗽、咽痛、咳痰不爽加贝母、杏仁；便秘加大黄；紫斑加生地、丹皮、紫草根、赤芍；脾虚加白术。

【功效】清热，解毒，利湿。

【用法】水煎服。

【说明】本方适用于治疗植物——日光性皮炎。临床应用疗效明显。

药　疹

朱仁康　中国中医科学院广安门医院研究员

【处方】生地 30 克　丹皮 10 克　赤芍 10 克　知母 10 克 生石膏 30 克　竹叶 10 克　金银花 10 克　连翘 10 克　甘草 6 克

加减：舌苔黄腻见有湿热之象者加黄芩、黄连、赤茯苓；浮肿较甚者加冬瓜皮、茯苓皮。

【功效】凉营清热，清解药毒。

【用法】水煎服。

【说明】本方适用于治疗血热型药疹。共治疗 33 例，均有良效。本方对痢特灵（呋喃唑酮）引起的荨麻疹型药疹亦有显效。

荨　麻　疹

许履和　南京中医药大学附属医院主任医师

【处方】牛蒡子 12 克　薄荷 4.5 克　荆芥 6 克　蝉蜕 6 克 苍耳子 9 克　地肤子 9 克　生地 12 克　丹皮 6 克　赤芍 6 克 连翘 12 克

【功效】祛风邪，清血热。

【用法】水煎服。

【说明】本方适用于治疗丘疹样荨麻疹。临床常用本方治疗，一般服 3~7 剂即能见效。另外，须忌食辣椒、葱蒜、生姜、鱼腥、螃蟹、鸡鹅、酒类等发风动火之品，以免愈而复发。

荨　麻　疹

斑世民　辽宁省本溪市中医院主任医师

【处方】生地 12 克　连翘 10 克　红花 3 克　桃仁 10 克
白鲜皮 10 克　地肤子 10 克　僵蚕 10 克　蝉蜕 3 克

【功效】祛风清热，凉血活血。

【用法】水煎服。

【说明】本方适用于治疗荨麻疹（风疹块）、皮肤瘙痒症。临床疗效确切。

荨　麻　疹

何　任　浙江中医药大学教授

【处方】麻黄 3 克　连翘 9 克　赤小豆 12 克　胡麻仁 30
克　何首乌 9 克　苦参 6 克　石菖蒲 6 克　甘草 4.5 克

【功效】疏风清热，活血通经。

【用法】水煎服。

【说明】本方适用于治疗慢性荨麻疹。通过多年的临床实践证明，此方如能结合病情，辨证加减，多能收到非常理想的疗效。特别是对于浴后"风疹"更是疗效卓著。

荨　麻　疹

俞长荣　福建中医药大学教授

【处方】当归 9 克　白芍 9 克　生地 15 克　何首乌 30 克

川芎 6 克　白及 9 克　地龙 9 克　路路通 15 克　地肤子 12 克
乌药 6 克　荆芥 6 克　防风 6 克　甘草 5 克

【功效】养阴益血，疏风利湿。

【用法】水煎服。

【说明】本方适用于治疗慢性荨麻疹。此方系经过临床 30
余年的摸索总结而出，临床用后，效果很好。

荨　麻　疹

夏少农　上海中医药大学附属曙光医院教授

【处方】肉桂 3～6 克　吴茱萸 3 克　白术 12 克　厚朴 3
克　延胡索 12 克

【功效】温中疏肝。

【用法】水煎服。

【说明】本方适用于治疗肠胃型风疹块（肠胃荨麻疹）。
其病因系肠胃受冷，肝气横逆。临床治疗 36 例，经随访全部
治愈。

荨　麻　疹

徐宜厚　湖北省武汉市中医院主任医师

【处方】炒白术 6 克　炒枳壳 6 克　蝉蜕 6 克　赤芍 6 克
防风 6 克　茯苓皮 12 克　赤小豆 12 克　冬瓜皮 12 克　荆
芥 3 克

加减：剧痒者加地肤子 3～6 克、苍耳子 1.5～3 克；合并
感染者加金银花 9～12 克、绿豆衣 9～12 克。

【功效】清热化湿，疏风止痒。

【用法】水煎服。

【说明】本方适用于治疗丘疹性荨麻疹。共治疗 56 例，痊愈 53 例，有效 3 例，痊愈率为 94.6%。

脱　发

梁剑波　广东省肇庆市中医院主任医师

【处方】何首乌、黄芪、党参、黑芝麻、紫河车各 30 克　枸杞子、补骨脂、当归、熟地、菟丝子、淮牛膝各 20 克　侧柏叶、苦参、丹参、熟枣仁、柏子仁、远志各 15 克　熟附子、巴戟天、淫羊藿、炙甘草各 12 克

【功效】填精益髓，养血祛风，生发滋荣。

【用法】上药共为细末，炼蜜为丸，如绿豆大，每服 10 克，早、晚各 1 次，开水送服。

【说明】本方适用于治疗早秃。早期发现脱发，1 剂即可奏效，必要时可服至 2 剂。该方必须作丸剂服用。对脂溢性脱发，也可收到一定效果。

脱　发

周鸣岐　辽宁省大连市第三人民医院主任医师

【处方】生地 15 克　熟地 15 克　当归 20 克　侧柏叶 15 克　黑芝麻 20 克　首乌 25 克

加减：风盛血燥者去熟地，重用生地 30 克，加丹皮 10 克、蛇床子 15 克、蝉蜕 10 克、苦参 20 克、川芎 10 克、白鲜皮 20 克；肝肾亏损严重者加枸杞子 20 克、菟丝子 20 克；气滞血瘀者加红花 10 克、赤芍 15 克、桃仁 10 克、川芎 10 克、鸡血藤 20 克；皮肤瘙痒者加苦参 9 克、白鲜皮 12 克、地肤子 12 克。

【功效】养血滋阴，调补肝肾。

【用法】水煎服。也可制成糖浆或片剂，糖浆每瓶100毫升，为每日剂量，分早、中、晚3次饭后半小时饮服，连服3个月为1疗程；片剂每剂160片，每次6片，每日3次。

【说明】本方适用于治疗各种类型之脱发。共治疗192例，其中斑秃61例，脂溢性脱发115例，总有效率为94.27%。

脱 发

周鸣岐　辽宁省大连市第三人民医院主任医师

【处方】红花60克　干姜90克　当归、赤芍、生地、侧柏叶各100克

【功效】祛风活血，促发生长。

【用法】将上药切碎放入75%酒精3000毫升中，浸泡20天后外搽患处，每日3次。

【说明】本方适用于治疗各种类型脱发。与上方配合使用效果更佳。

脱 发

俞长荣　福建中医药大学教授

【处方】制首乌24克　熟地15克　侧柏叶15克　黄精15克　枸杞子12克　骨碎补12克　当归9克　白芍9克　红枣5枚

【功效】补肾精，益肝血。

【用法】水煎服。1月为1疗程。

【说明】本方适用于治疗肝血不足、肾精虚衰引起的脱

发。曾治疗 10 余例，均有效果，特别对青年女性患者疗效更显著。一般服 20 余剂，脱发可控制，连服 1 个月后，新发即可逐渐长出。

脱　　发

王季儒　天津市长征医院主任医师

【处方】熟地 60 克　当归 30 克　杭白芍 30 克　川芎 30 克　木瓜 30 克　菟丝子 30 克　羌活 24 克　红花 24 克　桃仁 30 克　何首乌 30 克　黑芝麻 30 克　桑叶 30 克　天麻 30 克

【功效】祛风通络，活血祛瘀，养血生发。

【用法】上药共研细末，蜜丸 10 克重，每日 2 次，每次 1 丸。

【说明】本方适用于治疗斑秃。临床治疗多例，均服 1～2 剂显效。

单纯糠疹

顾伯华　上海中医药大学附属龙华医院教授

【处方】雄黄 30 克　硫黄 30 克　氧化锌 30 克　凡士林 300 克

【功效】解毒杀虫。

【用法】先将凡士林烊化，冷却，再将药粉徐徐调入即成。外擦患处，每日 2 次。

【说明】本方适用于治疗单纯糠疹。经临床应用多例，有明显疗效。

单 纯 糠 疹

管　汾　江苏省中医研究院研究员

【处方】黄芩 12 克　黄连 12 克　栀子 9 克　连翘 9 克　菊花 9 克　荆芥 9 克　大黄 5 克

【功效】疏风，清热，泻火。

【用法】水煎服。

【说明】本方适用于治疗单纯糠疹风热外袭证。临床应用多例，对春天发病尤日晒后增剧者疗效明显。

牛 皮 癣

龚志贤　重庆市中医研究院研究员

【处方】细辛 3 克　马钱子 3 克（生用不去毛）　甘草 3 克　硫黄 3 克　雄黄 6 克　生白矾 6 克　冰片 3 克

【功效】解毒，杀虫，除湿。

【用法】上药共研细末，用酒精 100 毫升浸泡 1 周，用棉签蘸药汁外搽患处，每日 1~2 次，以愈为度。

【说明】本方适用于治疗各种牛皮癣，也适用于治疗久治不愈的顽癣。

牛 皮 癣

朱仁康　中国中医科学院广安门医院研究员

【处方】土茯苓 30 克　忍冬藤 15 克　板蓝根 15 克　七叶一枝花 15 克　白鲜皮 15 克　山豆根 10 克　威灵仙 10 克　生

甘草 6 克

　　【功效】清热，凉血，润燥。

　　【用法】水煎服。

　　【说明】本方适用于治疗血热风燥型牛皮癣。

牛　皮　癣

　　朱仁康　中国中医科学院广安门医院研究员

　　【处方】生地 30 克　丹参 15 克　玄参 15 克　大青叶 15 克　白鲜皮 15 克　七叶一枝花 15 克　麻仁 10 克　山豆根 10 克　连翘 10 克

　　【功效】养血，祛风，润燥。

　　【用法】水煎服。

　　【说明】本方适用于治疗血虚风燥型牛皮癣。共治疗 108 例，显效以上 79.6%，总有效率为 94.4%。

银　屑　病

　　顾伯华　上海中医药大学附属龙华医院教授

　　【处方】生地 30 克　玄参 9 克　水牛角 15 克（先煎）黄芩 9 克　胡黄连 6 克　栀子 12 克　知母 9 克　竹叶 6 克　丹皮 9 克　生甘草 6 克

　　【功效】凉血，清热，解毒。

　　【用法】水煎服。

　　【说明】本方适用于治疗热毒型类银屑病。临床观察多例，有一定疗效。

银　屑　病

周鸣岐　辽宁省大连市第三人民医院主任医师

【处方】防风 100 克　苦参 15 克　草河车 15 克　威灵仙 15 克　白茅根 60 克　白鲜皮 20 克　丹皮 15 克　土茯苓 30 克　忍冬藤 30 克　地肤子 20 克　甘草 10 克

加减：口渴心烦加天花粉、栀子；脾虚湿盛加白术、滑石；咽喉肿痛加金银花、山豆根；便秘加麻仁；大便秘结，舌苔黄燥加大黄。

【功效】祛风清热，凉血解毒。

【用法】水煎服。

【说明】本方适用于治疗银屑病进行期（血热型）。症见皮损多呈潮红，鳞屑增多，燥灼津液，又可出现舌燥，溲赤便秘，心烦喜凉饮，舌红苔黄或薄白等证。

银　屑　病

周鸣岐　辽宁省大连市第三人民医院主任医师

【处方】生地 30 克　当归 15 克　土茯苓 25 克　赤芍 15 克　丹参 20 克　紫花地丁 30 克　连翘 15 克　玄参 20 克　麻仁 15 克　白鲜皮 20 克

加减：舌暗或有瘀斑加莪术、漏芦；大便秘结加肉苁蓉。

【功效】滋阴润燥，解毒化瘀。

【用法】水煎服。

【说明】本方适用于治疗银屑病缓解期（阴虚型）。症见病程日久或素体虚弱，皮损多呈斑块或蛎壳状，干燥伴皲裂，大便秘结，舌质暗等症。

鹅　掌　风

顾伯华　上海中医药大学附属龙华医院教授

【处方】大枫子肉（研碎）、花椒各9克　明矾12克　皂荚15克（切）　烟膏（研碎）、五加皮各9克　土槿皮l5克　鲜凤仙花15朵

【功效】疏通气血，杀虫止痒。

【用法】上药加陈醋0.5～1公斤，将药与醋放在砂锅内先浸1夜，次日煮沸后将药汁倒入瓷面盆内待温，再将患手浸入。第1天浸入8小时左右，第2～4天浸2小时左右。每剂药用4天，症状较重者可连续每天使用1剂。

【说明】本方适用于治疗鹅掌风、灰指甲。共治疗本病148例，经通信随访，取得回复的有92例，经统计有效率达69.6%。自开始浸泡之日起，7天内不能用碱水洗手，如局部有裂口者，暂缓使用。

绣　球　风

张梦侬　湖北中医药大学教授

【处方】金银花15克　连翘15克　地肤子15克　蒲公英24克　紫花地丁24克　蝉蜕10克　野菊花10克　黄柏10克　荆芥10克　升麻10克　知母10克　白薇10克　白鲜皮10克

【功效】祛风利湿，清热败毒。

【用法】水煎，分3次服，每日1剂，药渣煎水熏洗。

【说明】本方适用于治疗湿毒较甚，绣球风久治不愈者。一般3剂即可痊愈。治疗期间禁食辣椒、葱、蒜、姜、韭和鸡、羊、牛、犬肉及虾、蟹等发物。

绣　球　风

王季儒　天津市长征医院主任医师

【处方】艾叶 3 克　明矾 10 克　苏叶 10 克

【功效】祛风止痒。

【用法】煎水洗患处。

【说明】本方适用于治疗绣球风（阴囊湿疹），临床应用有良效。

皮肤瘙痒症

李树基　青海省中医院主任医师

【处方】枇杷叶 12 克　桑白皮 12 克　白鲜皮 12 克　白蒺藜 12 克　地肤子 12 克　苦参 12 克　苍术 12 克　全蝎 6 克　木通 12 克　茯苓 12 克　当归 12 克

【功效】清热利肺，祛风化痰，燥湿止痒。

【用法】水煎服。

【说明】本方适用于治疗肺经有热伴有痰湿型皮肤瘙痒症。此型病人多肥胖，舌质红，黄苔或黄腻苔为主。

皮肤瘙痒症

李树基　青海省中医院主任医师

【处方】怀山药 12 克　山茱萸 12 克　丹皮 12 克　茯苓 12 克　泽泻 12 克　生地 12 克　白芍 12 克　白鲜皮 12 克　白蒺藜 12 克　苍术 12 克　苦参 12 克　地龙 9 克　乌梢蛇 12 克

党参 12 克　当归 12 克　赤芍 12 克　生甘草 9 克

【功效】养阴润燥，熄风止痒。

【用法】水煎服。

【说明】本方适用于治疗阴虚血燥型皮肤瘙痒症。此型病人多为老年瘦者，皮肤干燥，奇痒难忍，入夜尤甚。

慢 性 唇 炎

赵炳南　北京中医医院主任医师

【处方】茯苓 10 克　白术 10 克　芡实 10 克　山药 15 克　枳壳 10 克　薏苡仁 15 克　生扁豆 15 克　大豆黄卷 15 克　萆薢 10 克　黄柏 10 克　金莲花 10 克

加减：口干渴者加沙参、石斛。

【功效】健脾和胃，除湿清热。

【用法】水煎服。

【说明】本方适用于治疗慢性唇炎而呈渗液、湿烂、结痂及鳞屑现象者。共治疗接触性唇炎和剥脱性唇炎患者 14 例，痊愈 5 例，显效 5 例，有效 2 例。

慢 性 唇 炎

朱仁康　中国中医科学院广安门医院研究员

【处方】生地 9 克　熟地 9 克　黄芩 9 克　枇杷叶 9 克　枳壳 9 克　石斛 9 克　桑叶 6 克　玄参 9 克　茵陈 8 克　甘草 6 克

加减：口唇干燥裂口者去黄芩、茵陈，加当归、红花。

【功效】养阴益胃，清热润燥。

【用法】水煎服。

【说明】本方适用于治疗慢性唇炎而呈口唇肿胀，浸润肥厚及干裂脱屑现象者。亦可用于慢性唇炎以干燥脱屑为主要表现者。亦可用于有渗出、糜烂、结痂现象者。共治疗剥脱性唇炎、光线性唇炎及接触性唇炎患者 17 例，痊愈 7 例，显效 5 例，有效 5 例。

慢 性 唇 炎

顾伯华　上海中医药大学附属龙华医院教授

【处方】桑叶 4.5 克　桑花 6 克　栀子 9 克　黄芩 6 克
连翘 9 克　生石膏 15 克（打碎）　当归 6 克　大生地 12 克
生甘草 3 克

【功效】清热润燥，凉营养阴。

【用法】水煎服。

【说明】本方适用于治疗慢性唇炎以脾经湿热内蕴表现为主的患者。共治疗光线性唇炎及接触性唇炎 5 例，均有良效。

鹅 口 疮

金绍文　江苏省苏州市中医院主任医师

【处方】黄连 1.5 克　黄芩 6 克　蔷薇瓣 9 克　丹皮 9 克
赤芍 9 克　金银花 9 克　连翘 9 克　麦芽 9 克　生甘草 9 克

加减：大便干结者加生大黄 3 克；便溏次数多者加木香
1.5 克、山楂炭 9 克；兼有外感者加薄荷 1.5 克、连须葱白头
3 个。

【功效】清热解毒，健脾消导。

【用法】水煎服。

【说明】本方适用于治疗鹅口疮。经临床运用疗效显著。重复使用亦得到肯定疗效。

鹅　口　疮

何国兴　安徽省武警总队医院主任医师

【处方】活地龙（蚯蚓）10～15 条　白糖50 克

【功效】清热平肝，止喘通络。

【用法】用白糖捣拌至地龙融化呈黄色黏液，装瓶备用。漱口后，棉签蘸取药液涂于疮面，3～5 分钟后用盐水棉球拭去。每日3～4 次。

【说明】本方适用于治疗小儿鹅口疮。治疗 20 例，3～5 天后症状全部消失。本方对痄腮亦有疗效。

唇　风

赵炳南　北京中医医院主任医师

【处方】荆芥穗12 克　防风12 克　蝉蜕9 克　薏苡仁30 克　生枳壳15 克　生白术15 克　生黄柏15 克　车前子15 克　车前草15 克　菊花15 克

【功效】祛风利湿。

【用法】水煎服。

【说明】本方适用于治疗现代医学称之为血管神经性水肿，属过敏性疾病，中医称为"唇风"。赵氏用此方治疗本病，疗效良好。

牙　痛

王季儒　天津市长征医院主任医师

【处方】大青盐　火硝　硼砂　樟脑各等分

【功效】止牙痛。

【用法】上药共研细末搽痛牙处。

【说明】本方适用于治疗牙痛。用此方搽患处后，能立刻止痛。

牙　痛

王季儒　天津市长征医院主任医师

【处方】良姜、荜茇、细辛、生石膏各6克

【功效】止牙痛。

【用法】上药煎水，候温含漱。

【说明】本方适用于治疗牙痛。对止牙痛有一定的疗效。此药切勿咽下。

健　齿

梁剑波　广东省肇庆市中医院主任医师

【处方】麦冬、五味子各6克　山茱萸、淮山药、熟地、石膏各12克　丹皮、茯苓、泽泻各10克　牛膝、知母各5克

【功效】滋阴，益肾，固齿。

【用法】水煎服。12剂为1疗程。

【说明】本方适用于中年牙齿保健。经常齿痛，齿软动摇

者，可服此方。本方亦可治虚火牙痛。

声 带 结 节

蔡福养　河南中医学院教授

【处方】桃仁6克　红花6克　桔梗6克　柴胡6克　枳壳6克　当归9克　生地9克　赤芍9克　玄参9克　地骨皮15克　桑白皮15克　怀牛膝20克

【功效】活血化瘀，养阴清热，消肿散结。

【用法】水煎服。

【说明】本方适用于治疗声带结节。亦可用于治疗声带息肉术后长期声音嘶哑者。在治疗期间，切忌食辛辣燥热之品，忌唱歌和长时间高声讲演，以免影响疗效。

梅 核 气

许履和　南京中医药大学附属医院主任医师

【处方】昆布10克　海藻10克　海浮石12克　旋覆花6克（包）　夏枯草10克　瓜蒌皮10克　川郁金6克　青陈皮各5克　蛤黛散12克（包）　桔梗1.5克　丹皮6克

【功效】理气化痰，清肝解郁。

【用法】水煎服。

【说明】本方适用于治疗梅核气。患者平时应胸襟开阔，才能事半功倍。

慢 性 咽 炎

蔡福养　河南中医学院教授

【处方】半夏 500 克（砸碎）　醋 2500 毫升

【功效】燥湿化痰，活血祛瘀，消肿止痛。

【用法】将醋、半夏入锅内，浸泡 24 小时，煮沸捞弃半夏，加入苯甲酸钠（量按药液的 0.5% 加），过滤，分装 100 毫升瓶备用。每次服 10 毫升，每日 1～2 次。

【说明】本方适用于治疗慢性咽炎。临床观察 282 例，效果良好。

慢 性 咽 炎

何国兴　安徽省武警总队医院主任医师

【处方】金银花 15 克　杭菊花 12 克　甜桔梗 10 克　杭麦冬 10 克　京玄参 10 克　木蝴蝶 3 克　粉甘草 6 克　胖大海 3 枚

【功效】清热，解毒，利咽。

【用法】水煎服。

【说明】本方适用于治疗慢性咽炎。共治疗 300 例，临床痊愈 47 例，显效 208 例，有效 45 例。

咽 喉 炎

蔡福养　河南中医学院教授

【处方】硼砂 15 克　明雄黄 3 克　赤石脂 6 克（夏暑天

用9克）　朱砂3克　儿茶、血竭花各1.5克　冰片0.4克
薄荷霜0.1克

【功效】清热解毒，通络散结，消肿止痛，化腐生肌。

【用法】先将上药前6味研细，再加冰片、薄荷霜，共研极细末，装入瓶内，备用。每日吹撒患处3~4次。

【说明】本方适用于治疗咽、喉、扁桃体、齿龈等部位红肿疼痛。共治疗317例，其中急性咽喉炎16例，急性扁桃体炎107例，牙龈红肿50例。痊愈240例，好转64例，无效13例，痊愈率为75.7%。临床配用30余年，均获满意疗效。

口腔白斑

干祖望　江苏省中医院主任医师

【处方】红花9克　桃仁9克　当归12克　赤芍12克
蒲黄9克　五灵脂6克　蔷薇根16克　积雪草12克

加减：白斑硬厚，病情顽固，体质较强者酌加活血破瘀之峻猛药物，如三棱、莪术、乳香、没药、制大黄、穿山甲、地鳖虫、水蛭等。

【功效】活血化瘀，软坚消斑。

【用法】水煎服。

【说明】本方适用于治疗口腔白斑各种类型，尤其是有局部僵硬、粗糙者。临床应用多例，疗效满意。

口腔白斑

干祖望　江苏省中医院主任医师

【处方】犀角3克　生地12克　赤芍12克　丹皮9克
丹参9克　紫草12克　玄参12克

加减：证见充血明显，兼有心烦、失眠、尿赤等，加竹叶、木通、白茅根、黄芩、灯芯草、黄连等。

【功效】清热凉血，泻火消斑。

【用法】水煎服。

【说明】本方适用于治疗口腔白斑有明显充血或红白间杂明显者。对口腔白斑有明显充血者，效果良好。

口 腔 白 斑

干祖望　江苏省中医院主任医师

【处方】藿香12克　佩兰12克　砂仁9克　苍术9克　厚朴9克　海桐皮9克　太子参12克　白术12克　茯苓9克　泽泻9克　薏苡仁9克　扁豆12克

加减：脾虚湿困症状重者重用白术、薏苡仁、扁豆；证见溃疡糜烂者重用藿香、佩兰，加香薷、六一散等。

【功效】芳香化湿，健脾利湿。

【用法】水煎服。

【说明】本方适用于治疗口腔白斑有糜烂溃疡者。临床疗效明显。糜烂溃疡是白斑癌变的标志之一，须高度重视，宜作活检明确诊断。

口 腔 白 斑

干祖望　江苏省中医院主任医师

【处方】沙参12克　麦冬12克　石斛9克　桑椹子12克　制首乌9克　党参20克　黄芪20克　黄精9克　葛根6克　升麻3克　甘草6克

加减：症见口干咽燥、舌红便结、白斑黏膜干燥明显者，

重用沙参、麦冬、石斛；症见乏力头昏、舌胖气促或白斑术后
体虚者，重用黄芪、党参、黄精，或人参另煎服。

【功效】益气固本，滋阴养血。

【用法】水煎服。

【说明】本方适用于治疗口腔白斑体质虚弱者或白斑手术
后。对气阴两虚的白斑患者，疗效显著。

口　臭

梁剑波　广东省肇庆市中医院主任医师

【处方】枳实、防风、生甘草、藿香、黄芩各6克　栀子
10克　生石膏30克

加减：便秘加大黄10克。

【功效】清除脾胃积滞，下泄三焦实火。

【用法】水煎服。

【说明】本方适用于治疗因脾胃积热引起的口臭。平时要
经常注意清洁口腔，少食煎炸燥热食物。若系口腔局部溃烂、
脓肿，或肿瘤坏死而致口臭，需治疗原发病。

失　音

蔡福养　河南中医学院教授

【处方】桃仁6克　红花6克　桔梗9克　生地12克　当
归6克　赤芍6克　枳壳6克　甘草9克　玄参3克　柴胡
3克

【功效】化瘀开音。

【用法】水煎服。

【说明】本方适用于治疗因咽喉红肿、声带水肿引起的突

然失音。共治疗 31 例，痊愈 24 例，好转 5 例，无效 2 例。

慢性化脓性中耳炎

许履和　南京中医药大学附属医院主任医师

【处方】珍珠母 30 克（先煎）　菊花 10 克　钩藤 10 克（后下）　生地 10 克　女贞子 10 克　牡蛎 15 克（先煎）　丹皮 6 克　沙苑子 10 克　白蒺藜 10 克　金银花 12 克　紫花地丁 15 克

【功效】滋阴熄风，清热解毒。

【用法】水煎服。

【说明】本方适用于治疗慢性化脓性中耳炎。临床验之，效果甚好。曾治 1 例 30 余年中耳炎患者，治疗月余病即痊愈。

慢性化脓性中耳炎

蔡福养　河南中医学院教授

【处方】大黄 20 克　黄芩 20 克　黄连 20 克　黄柏 20 克苦参 20 克　冰片粉 6 克　香油 500 毫升　液体石蜡 1000 毫升

【功效】清热解毒，消肿止痛，祛腐生肌，燥湿排脓。

【用法】先将前 5 味药放入香油锅内浸泡 24 小时，然后加热，炸至药枯成黑黄色时，滤药渣，再加石蜡、冰片粉搅匀、过滤，分装于空眼药水瓶内备用。用时用棉签拭净耳内脓液，然后滴入 1~2 滴药，每日 1 次。

【说明】本方适用于治疗慢性化脓性中耳炎。用本方治疗379 例，治愈 246 例，好转 112 例，无效 21 例。

急性化脓性中耳炎

梁剑波　广东省肇庆市中医院主任医师

【处方】苦丁茶、夏枯草、蒲公英、紫花地丁各 6 克　桑叶、菊花、连翘、桔梗各 5 克　甘草、薄荷各 3 克　苇茎 10 克

加减：高热兼见烦渴者加生石膏 15 克、知母 5 克。

【功效】疏风清热。

【用法】水煎服。

【说明】本方适用于治疗急性化脓性中耳炎。一般治疗及时，均可治愈。

鼻　衄

许履和　南京中医药大学附属医院主任医师

【处方】生地炭 12 克　归身炭 10 克　白芍 10 克　墨旱莲 10 克　女贞子 10 克　丹皮炭 10 克　白茅花 12 克　黄芩炭 10 克　黑山栀 10 克

【功效】养血清肺。

【用法】水煎服。

【说明】本方适用于治疗血小板减少引起的鼻衄。临床屡用屡效。

鼻　衄

王季儒　天津市长征医院主任医师

【处方】鲜白茅根 30 克　栀子炭 10 克　血余炭 10 克　大蓟 10 克　小蓟 10 克　大黄炭 5 克　生地 5 克　丹皮 10 克

【功效】清热凉血，化瘀止衄。

【用法】水煎服。

【说明】本方适用于治疗鼻衄。临床应用多例，均验。必要时可加仙鹤草 20 克、三七粉 3 克（分 2 次吞服）以增强疗效。

鼻　渊

耿鉴庭　中国中医科学院西苑医院研究员

【处方】桔梗 9 克　黄芩 9 克　天花粉 9 克　浙贝母 9 克　七叶一枝花 9 克　金银花叶 12 克　苍耳子 6 克　甘草节 6 克

加减：头痛加白芷 9 克；鼻窦有积脓加败酱草 15 克；脓涕带血且鼻塞难通加小蓟 9 克。

【功效】清热解毒，排脓通窍。

【用法】水煎服。

【说明】本方适用于治疗鼻渊（化脓性鼻窦炎）。如服此方 7～14 剂以后，脓涕已转稠涕，量尚多者，或见体力虚、脾虚，可用薏苡仁、冬瓜仁、山药、白术、黄芪、党参等补虚剂善后。

鼻　渊

李克绍　山东中医药大学教授

【处方】鹅不食草 9 克　辛夷 6 克　白芷 9 克　白芍 12 克　甘草 6 克　猪胆汁 1 枚　黄酒适量

【功效】通肺窍，清胆热。

【用法】先用水煮前 5 味，煎成后将黄酒兑入，再煎沸，离火稍温，搅入猪胆汁，顿服。

【说明】本方适用于治疗顽固性鼻渊，症见鼻塞不闻香臭，呼吸困难者。一般不超过 5~6 剂，即可痊愈。兑猪胆汁时，煎剂一定不应过热，过热则胆汁凝成乳白色结晶。

鼻　鼽

耿鉴庭　中国中医科学院西苑医院研究员

【处方】苍耳子 6 克　蝉蜕 6 克　防风 9 克　白蒺藜 9 克　肥玉竹 9 克　炙甘草 4.5 克　薏苡仁 12 克　百合 12 克

加减：气虚加黄芪 9 克、白术 9 克；头痛加白芷 9 克；鼻痒加重蝉蜕；肾虚加肉苁蓉 9 克。

【功效】固表祛风，止痒健鼻。

【用法】水煎服。

【说明】本方适用于治疗鼻鼽（过敏性鼻炎）。平时在发病前，可预防发作，如发作后服用，可起止痒祛风之效。

鼻　鼽

梁剑波　广东省肇庆市中医院主任医师

【处方】辛夷花、苍耳子各 10 克　白芷 5 克　防风 5 克　路路通 12 克　甘草 5 克　黄芩 5 克　生姜 3 片　大枣 3 枚（引）

加减：鼻流浊涕或黄稠鼻涕加桑叶 10 克、金银花 15 克、升麻 3 克、生石膏 15 克；阴虚体质，症状时觉口干鼻烘者，可减去路路通，酌加玄参 10 克、麦冬 5 克、石斛 10 克。

【功效】透脑止涕，芳香化浊。

【用法】水煎服。小儿药量减半。

【说明】本方适用于治疗过敏性鼻炎（鼻鼽）。对慢性鼻炎、副鼻窦炎亦有一定疗效。

鼻　疗

耿鉴庭　中国中医科学院西苑医院研究员

【处方】鲜菊叶9~12克　苍耳草9克　紫花地丁6克七叶一枝花6克　黄芩9克　金银花6克　甘草节4.5克

加减：高热加金银花12克、连翘12克；肿重加蒲公英12克；毒势散漫者加半枝莲9克；脓不易出加天花粉9克、浙贝母9克；血热重，舌赤而兼便秘者加紫草6克。

【功效】清热解毒，排脓拔疗。

【用法】水煎服。

【说明】本方适用于治疗鼻疗。临床用之，有卓效。

青　光　眼

陆南山　上海第二医科大学教授

【处方】生石决明15克　茯苓12克　泽泻9克　楮实子9克　菊花9克　白术6克　猪苓6克　苍术6克　桂枝1克陈皮1克

【功效】平肝明目，利水减压。

【用法】水煎服。

【说明】本方适用于治疗单纯性青光眼。共治疗15例26只眼，疗效满意者10只眼，显效10只眼，有效2只眼，均为宽角型；无效4只眼。

青　光　眼

庞赞襄　河北省人民医院主任医师

【处方】桔梗9.6克　茺蔚子9.6克　车前子9.6克　夏枯草32克　芦根32克　葶苈子9.6克　防风9.6克　黄芩9.6克　香附9.6克　甘草3.2克

加减：大便燥加番泻叶9.6克；胃纳欠佳加吴茱萸9.6克、神曲9.6克、山楂9.6克、麦芽9.6克；心悸失眠加远志9.6克、炒枣仁9.6克。

【说明】本方适用于治疗肝经郁热型青光眼。临床运用，确有良效。

白　内　障

庞赞襄　河北省人民医院主任医师

【处方】党参4.8克　白术4.8克　茯苓4.8克　当归4.8克　白芍4.8克　升麻3.2克　葛根9.6克　羌活4.8克防风4.8克　川芎3.2克　五味子3.2克　甘草3.2克

【功效】养血益气，健脾升阳。

【用法】水煎服。

【说明】本方适用于治疗老年性白内障。临床验之有良效。

眼　底　出　血

庞赞襄　河北省人民医院主任医师

【处方】丹参9克　赤芍9克　白芍9克　蝉蜕9克　木贼9克

加减：肝郁气滞加当归、茯苓、白术、银柴胡、羌活、防风、甘草；阴虚阳亢加生地、珠珠母、山药、麦冬、牡蛎、怀牛膝、龙骨、盐炒知母、盐炒黄柏、沙参、枸杞子；大便燥结加番泻叶；反复出血加三七粉、侧柏叶；静脉通畅缓慢加川芎、红花。

【功效】活血祛瘀，退翳明目。

【用法】水煎服。

【说明】本方适用于治疗视网膜静脉血栓而致的眼底出血。临床应用178例（179眼），总有效率为95%，无效及恶化仅9眼。

眼眶痛

张子琳　山西省中医研究院研究员

【处方】生地　熟地　甘菊　石斛　枳壳　防风　牛膝　羌活　杏仁（原方未注明剂量）

【功效】滋肝养血，理气疏调。

【用法】水煎服。

【说明】本方适用于治疗病属肝经，其虚见光则痛之眼眶痛，临床使用多年，确有良效。

凝脂翳

庞赞襄　河北省人民医院主任医师

【处方】当归3.2克　白芍3.2克　枳壳3.2克　槟榔3.2克　莱菔子3.2克　车前子3.2克　金银花12.8克　甘草

3.2 克

加减：羞明流泪、眼红较重、大便干燥，加蒲公英 12.8 克、黄芩 9.6 克、天花粉 6.4 克、龙胆草 3.2 克；发热、咳喘、气促减当归、白芍各 1.6 克，加蒲公英 12.8 克、全瓜蒌 9.6 克、桔梗 4.8 克、川贝母 4.8 克、黄芩 6.4 克；大便溏薄、日行数次，加苍术 4.8 克、白术 4.8 克、蒲公英 9.6 克、黄芩 6.4 克；泄泻不止、四肢发凉加炮姜 4.8 克、吴茱萸 4.8 克、黑附子 3.2 克、白术 6.4 克。

【功效】调理脾胃，清热消翳。

【用法】水煎服。1 岁以下小儿剂量酌减。

【说明】本方适用于治疗凝脂翳（角膜软化症）。是小儿疳积继发的一种眼病。所以又叫"疳疾上目"。

假 性 近 视

梁剑波　广东肇庆市中医院主任医师

【处方】枸杞子、菟丝子、五味子、覆盆子、车前子各 12 克　生熟地各 15 克　远志、石菖蒲各 5 克　知母、黄柏（均盐水炒）各 6 克　薏仁肉、党参、石决明、密蒙花各 10 克　细辛 1.5 克

【功效】补养改善视力。

【用法】水煎服。每周服 1 剂，覆渣再煎。

【说明】本方适用于治疗假性近视。如为视力减退，视物昏朦，可连服 9 剂；假性近视按上法，以 9 剂为 1 疗程，每得矫正。在治疗同时坚持做眼保健操，闭目养神，是完全可以矫正的。本方对治疗老花眼、眼朦亦有一定的效果。

跌 打 损 伤

李继昌　云南省昆明市盘龙区医院主任医师

【处方】重楼90克　制独定子（金铁锁）6克　制兰花小草乌3克　紫金龙15克　参三七90克　大血藤150克　藏红花6克

【功效】祛风除湿，止血化瘀。

【用法】共为细末，每次1.5克，每日3次。

【说明】本方适用于治疗跌打损伤、痈疽疮疡。服药期间忌食酸冷、生食、豆类。

骨 折

汤承祖　江苏省南通市中医院主任医师

【处方】生黄芪30～45克　全当归20～30克　川芎10克　红花10克　桃仁6克　骨碎补20～30克　补骨脂12克　自然铜30克（打成细颗粒，先煎1小时，头煎、二煎均须如斯煎法）　怀牛膝12克　川续断12克　陈皮6克　甘草6克　参三七粉2克（分冲）

【功效】益肾固骨，活血定痛。

【用法】水煎服。

【说明】本方适用于治疗四肢不完全、完全性骨折，经对位、固定等处理后者。尤对下肢股骨上端骨折，痛不止，身休不能动弹者效果更明显。服本方止痛较明显，骨折愈合较理想。

骨　折

张安桢　福建中医药大学教授

【处方】①酒地鳖虫 60 克　醋煅龙骨 60 克　醋炒猴骨 60 克　醋煅虎骨 60 克　血竭 60 克　制乳香 18 克　制没药 18 克　煅自然铜 90 克

②上部汤剂：续断、骨碎补、秦艽、归尾、赤芍、紫荆皮各 9 克　甘草、木香各 3 克　乌药、桂枝各 6 克　羌独活各 4.5 克

③中部汤剂：续断、骨碎补、秦艽、制香附、赤芍各 9 克　青皮、陈皮、红花、柴胡各 4.5 克　甘草 3 克　乌药、桃仁、醋延胡索各 6 克

④下部汤剂：续断、骨碎补、威灵仙、五加皮、木瓜、淮牛膝各 9 克　甘草 3 克　乌药 6 克　羌活、独活各 4.5 克　杜仲 45 克

【功效】和营接骨。

【用法】1 方研末和匀，每剂取 1 方 6 克，以骨折部位取上、中、下部汤剂冲服即可。

【说明】本方适用于治疗骨折断端久不愈合，患肢痛楚无力者。共治疗骨折延迟愈合患者 43 例，骨折部位均在四肢长管骨。经上述针对性治疗后，全部获得临床愈合。

骨　折

周福贻　南京中医药大学附属医院教授

【处方】①大黄、川柏、黄芩各 15 克

②红玉膏：东丹 30 克　锌氧粉 30 克　白凡士林 240 克

③三色敷药：蔓荆子 240 克（去衣炒黑）　紫荆皮 240 克（炒黑）　全当归、五加皮、木瓜、丹参、羌活、赤芍、白芷、姜黄、独活、天花粉、怀牛膝、威灵仙、防风、防己各 60 克　甘草 18 克　秦艽 30 克　川芎 30 克　连翘 24 克

【功效】　清热散瘀。

【用法】　将前三味药共研细末后调入红玉膏；三色敷药和匀共研细末，同饴糖调和成糊状。用时先在患处局部敷调好的红玉膏，再在外层包敷三色敷药即可。

【说明】　本方适用于治疗骨折后红肿疼痛者。尤对儿童青枝骨折效果更佳。共治青枝骨折 78 例，其中良好对位而愈合者 66 例，愈合后对位较差而不影响功能活动者 12 例。

骨　　折

周福贻　南京中医药大学附属医院教授

【处方】　当归　柴胡　天花粉　穿山甲　桃仁　红花　防风　乳香　没药　赤芍　贝母　白芷　陈皮　甘草（原方未注明剂量）

【功效】　活血散瘀，软坚消肿。

【用法】　水煎服。

【说明】　本方适用于治疗骨折后瘀结肿胀者。共治疗锁骨骨折 58 例，均获痊愈，对位也较满意，骨折临床愈合天数（平均）儿童为 10～15 天，成人 20～30 天。

骨　　折

周福贻　南京中医药大学附属医院教授

【处方】　红花 45 克　羌活 45 克　白芷 45 克　五加皮 45

克　钩藤 30 克　官桂 30 克　甘松 30 克　乳香 30 克　没药 30 克　血竭 30 克　田七 15 克　荜茇 15 克　丁香 15 克　蟾酥 9 克

【功效】舒筋和络，温通血脉。

【用法】上药蟾酥 1 味，用 95% 酒精 4000 毫升浸泡 1 个月，然后用纱布滤去药渣，蟾酥液拌于其他药液中即成，外搽皮肤，生热为度。

【说明】本方适用于治疗骨折后期，患肢酸楚，关节活动不便者。与上方同治，效果更佳。对解除骨折局部后遗酸痛及功能活动的恢复，均有良效。

脱　位

张安桢　福建中医药大学教授

【处方】当归 12 克　赤芍 12 克　桃仁 10 克　红花 6 克黄柏 10 克　防风 10 克　木通 10 克　甘草 6 克　生地 12 克乳香 5 克

加减：如肿痛减轻后，可服羌活 6 克、防风 9 克、荆芥 6 克、独活 9 克、当归 12 克、续断 12 克、青皮 5 克、牛膝 9 克五加皮 9 克、杜仲 9 克、红花 6 克、枳壳 6 克。

【功效】行气活血，祛瘀止痛。

【用法】水煎服。

【说明】本方适用于治疗早、中期脱位。该方为临床常用之验方，应用多为有效。

落　枕

梁剑波　广东省肇庆市中医院主任医师

【处方】防风、羌活各6克　川芎3克　炙甘草5克　菊花10克　茶叶、蔓荆子各8克

【功效】疏风散寒，安枕经络。

【用法】水煎服。

【说明】本方适用于治疗落枕。临床运用，颇为应验。如果在睡前服1剂，翌晨即可霍然。

肋 软 骨 炎

许履和　南京中医药大学附属医院主任医师

【处方】旋覆花6克（包）　当归须10克　桃仁10克　茜草10克　泽兰10克　炙乳没各5克　制半夏6克　炒白芥子3克　陈皮5克　郁金6克　制香附10克

【功效】化瘀通络。

【用法】水煎服。

【说明】本方适用于治疗瘀血内留而致的胸痛（肋软骨炎）。临床运用，每收良效。

闪 腰 岔 气

梁秀清　河北省巨鹿县中医肿瘤门诊部主任医师

【处方】麻黄10克　荆芥12克　木香10克　五灵脂12克

【功效】活血止痛，祛风散寒。

【用法】共研细末，每次服6克，葱白、藕煎水送服，每日3次。

【说明】本方适用于治疗闪腰岔气引起的疼痛。共治愈27例，轻者1剂即愈。

骨与关节结核

许履和　南京中医药大学附属医院主任医师

【处方】青蒿 6 克　炙鳖甲 12 克　银柴胡 6 克　丹皮 6 克　地骨皮 9 克　牛膝 9 克　川续断 9 克　金银花 15 克　紫花地丁 15 克　当归 9 克　桃仁 9 克　苏木 4.5 克

【功效】养阴清热，强筋壮骨，活血通络，清热解毒。

【用法】水煎服。

【说明】本方适用于治疗骨痨（骨与关节结核）。曾治疗 20 余例，疗效比较满意。

脑震荡后遗症

关幼波　北京中医医院主任医师

【处方】何首乌 15 克　钩藤 15 克　滁菊花 12 克　生石膏 15 克　全蝎 15 克　旋覆花 10 克（包煎）　代赭石 10 克（包煎）　生地 15 克　白芍 15 克　当归 12 克　川芎 4.5 克　川石斛 15 克　磁石 15 克　香附 10 克

【功效】养血和血，平肝潜阳，熄风化痰。

【用法】水煎服。

【说明】本方适用于治疗脑震荡后遗症。临证收效甚好。

脑外伤后综合征

印会河　北京中医药大学教授

【处方】柴胡 10 克　当归 30 克　桃仁 10 克　红花 10 克

赤芍 15 克　自然铜 10 克　大黄 3~6 克　天花粉 30 克　炒山甲 10 克　地鳖虫 10 克　夏枯草 15 克　生牡蛎 30 克（先煎）

　　加减：腰痛者加牛膝 10 克；头痛者加桔梗 10 克；头痛剧烈或伴有癫痫发作者加水蛭 10 克、虻虫 10 克。

　　【功效】活血化瘀，通络止痛。

　　【用法】水煎服。

　　【说明】本方适用于治疗头、腰部外伤后遗症。临床应用 40 余例，屡为有效。

外伤性颅内血肿

　　施　杞　上海中医药大学教授

　　【处方】生黄芪 30 克　当归 9 克　赤芍 9 克　红花 9 克川芎 9 克　地鳖虫 9 克

　　【功效】益气化瘀，活血消肿。

　　【用法】水煎服。

　　【说明】本方适用于治疗外伤性硬脑膜下血肿。与上方治疗同时，另用丹参注射液 10 支（每支 2 毫升，含生药 4 克），静脉点滴，每日 1 次，4~8 周为 1 疗程。共治疗 12 例，结果属优者 10 例，属良者 2 例，一般在 2 周内症状和体征可全部或大部消失，但颅内血肿一般要在 4 周后才消失。

闭合性气胸

　　丁　锷　安徽中医学院教授

　　【处方】苏子 10 克　陈皮 10 克　半夏 10 克　前胡 10 克厚朴 10 克　旋覆花 10 克　甘草 10 克　川牛膝 10 克　五味子 10~15 克　山茱萸 10~20 克　代赭石 30 克

加减：胸腔积液加葶苈子 10 克、桑白皮 15 克；肺热加桑白皮 15 克、连翘 15～20 克、金银花 30 克、鱼腥草 30 克；咳痰加川贝母 10 克、枇杷叶 15～20 克；便秘加生大黄 5～12 克、苦杏仁 10 克；气阴不足加太子参 15 克、杭麦冬 10～20 克、沙参 15～20 克；胸痛加三七 3～5 克（研末吞或酒送服）、郁金 15～20 克。

【功效】开胸降气，敛肺纳气。

【用法】水煎服。

【说明】本方适用于治疗闭合性气胸。用本方共治疗 13 例，结果全部治愈。

坐骨神经痛

林沛湘　广西中医学院教授

【处方】桂枝 10 克　白芍 30 克　炙甘草 8 克　生姜 7 克　大枣 15 克　威灵仙 10 克　独活 8 克　徐长卿 20 克　牛膝 10 克　苏木 15 克

加减：气虚加黄芪 15 克；寒凝痛甚去徐长卿加制乌头 6～10 克（先煎）；腰痛酌加川续断、杜仲、桑寄生；服药后偏热者加知母、黄柏各 10 克。

【功效】散寒祛湿，调和气血，通经行痹。

【用法】清水煎服。每日 1 剂，5 天为 1 疗程，可连服 2～3 个疗程。

【说明】本方适用于治疗原发性坐骨神经痛，证属寒湿痹阻、气血凝滞者。对湿热及阴虚患者忌用。

坐骨神经痛

梁秀清　河北省巨鹿县中医肿瘤门诊部主任医师

【处方】僵蚕 30 克　蜈蚣 3 条　地鳖虫 30 克　地龙 10 克　荆芥穗 15 克（醋炒黑）　酸枣仁 14 个（用醋和面包住，烘干）　秦艽 90 克

【功效】舒筋活血，定惊止痛。

【用法】共研细末，每次服 10 克，每日 2 次，早、晚各 1 次。

【说明】本方适用于治疗坐骨神经痛。该药在加工过程中须注意炮制方法：一是地龙必须剖开，流出腹内的水，晾干即可用，否则无效；二是荆芥穗必须用醋炒黑，才能祛臀部之风。共治愈 52 例，轻者服 2 剂，重者服 4 剂即愈。

肱骨外上髁炎

石仰山　上海市黄浦区中心医院主任医师

【处方】鲜泽漆草 2500 克（须在清明节前收割）　生菜油 7500 克　藤黄 90 克　火硝 30 克　生麻黄 190 克　生半夏 180 克　生南星 180 克　甘遂 180 克　白芥子 240 克　大戟 240 克　僵蚕 240 克　炒黄铅粉 1500 克

【功效】祛风化痰，通络止痛。

【用法】将鲜泽漆草加入生菜油内熬枯去渣，加入余药，用黄铅粉收膏。使用时将膏摊在布或牛皮纸上，敷贴患处。每隔 3～5 天更换 1 次。

【说明】本方适用于治疗肱骨外上髁炎（网球肘）。共治疗 50 例，用药 1～5 次不等，结果痊愈 26 例，有效 20 例，无

效 4 例。上方药量为原方量，如欲小料配制，可按比例酌减。

足　跟　痛

许履和　南京中医药大学附属医院主任医师

【处方】大熟地 10 克　制首乌 10 克　当归 6 克　牛膝 10
克　续断 10 克　秦艽 6 克　五加皮 10 克　桑寄生 10 克　金
狗脊 10 克　独活 4.5 克

【功效】补肾壮骨，散寒除湿。

【用法】水煎服。

【说明】本方适用于治疗非骨刺引起的足跟痛。对足跟疼
痛，尚未形成骨刺者，只要耐心服药，一般多能奏效。

痛　　风

许履和　南京中医药大学附属医院主任医师

【处方】独活 4.5 克　菟丝子 9 克　淫羊藿 9 克　牛膝 9
克　续断 9 克　制川草乌各 3 克　炙甘草 3 克　鹿角霜 12 克
制乳没各 4.5 克

【功效】宣痹通络，强筋壮骨。

【用法】水煎服。

【说明】本方适用于治疗痛风病。一般 3～5 天即可肿消
定痛。此病断根不易，容易复发，发时仍可服用此方，同样
即效。

痛　　风

印会河　北京中医药大学教授

【处方】苍术 15 克　黄柏 12 克　薏苡仁 30 克　牛膝 12 克　木瓜 12 克　青黛 6 克　滑石 15 克　知母 9 克　鸡血藤 30 克　当归 15 克　赤芍 15 克　萆薢 12 克

【功效】清热燥湿。

【用法】水煎服。

【说明】本方适用于治疗痛风病。经临床验证，效果满意。

鹤　膝　风

梁秀清　河北省巨鹿县中医肿瘤门诊部主任医师

【处方】黄蜡 60 克　香油 30 克　红花 15 克　枯矾 15 克　白矾 15 克

【功效】活血行瘀，燥湿化痰。

【用法】上药后三味共研细末，用香油调和。将黄蜡化开，与前药调好，视膝盖肿块大小做成饼状，贴其上，用布缠好。1 周后揭开，翻过来再贴 1 周。

【说明】本方适用于治疗鹤膝风。一般经此方外治 2 ~ 3 剂药，即可痊愈。

颈　椎　病

巫百康　福建省龙溪地区中医院主任医师

【处方】羌活、胆南星、龙胆草各 6 克　白芷、桃仁、赤芍、延胡索各 10 克　川芎、白芥子各 5 克　威灵仙 15 克　桑枝、葛根各 15～30 克

加减：颈项拘急牵引肢臂疼痛者重用桑枝、葛根；偏于胸痹证者加瓜蒌、薤白、丹参、郁金、橘络；头晕耳鸣、视物昏花可加石决明、桑寄生、牛膝等；痰湿偏胜，舌苔厚腻者加二陈汤之类。

【功效】活血通络，祛风涤痰。

【用法】水煎服。

【说明】本方适用于治疗颈椎病（急性期）。本方不仅消除临床症状快，而且复发率低。曾治疗数例，获效满意。但本病为慢性顽固性中老年性疾病，治疗服药必须持之以恒，要做到有法有方有守。症状消失后一定要间服下食疗方，才能防止复发。

颈 椎 病

巫百康　福建省龙溪地区中医院主任医师

【处方】淮山药 30 克　熟地、甘枸杞、莲子肉、党参、黄芪各 15 克　当归 6 克　母鸭 1 只

【功效】填补肾精。

【用法】以上药炖母鸭，间断食服，必要时与上方交替服用。

【说明】本方适用于治疗颈椎病。经治疗症状缓解者，服后可防止复发。

颈椎综合征

许履和　南京中医药大学附属医院主任医师

【处方】秦艽 6 克　白蒺藜 12 克　钩藤 12 克（后下）杭菊花 6 克　桑枝 15 克　海风藤 12 克　制半夏 6 克　陈皮 5 克　茯苓 10 克　络石藤 10 克　木瓜 10 克　片姜黄 10 克

【功效】熄肝风，化痰涎，通经络。

【用法】水煎服。

【说明】本方适用于治疗肝风夹痰阻于经络之颈椎综合征。临床屡用屡效。

肩关节周围炎

梁秀清　河北省巨鹿县中医肿瘤门诊部主任医师

【处方】秦艽 45 克　桂枝 30 克　僵蚕 30 克　金银花 30 克　红花 30 克　丹参 15 克　防风 15 克

【功效】温经通络，祛湿除寒。

【用法】共研细末，每服 9 克，用桑树枝、枣树枝、榆树枝各 30 克煎汤送服，每日 3 次。

【说明】本方适用于治疗肩关节周围炎。共治愈 30 余人，一般用 2 剂即减轻，需 5~7 剂方能治愈，故治疗时间稍长。

骨质增生症

刘伯龄　长春中医药大学教授

【处方】熟地 3 份　肉苁蓉 2 份　鹿衔草 2 份　骨碎补 2

份　淫羊藿2份　鸡血藤2份　莱菔子1份

【功效】补肝益肾，通经活络，强筋健骨。

【用法】上药煎制成流浸膏，加蜜泛丸。每丸重2~5克，每日2~3次，每次2丸。

【说明】本方适用于治疗退行性脊柱炎。共治疗1000例，病程短者22天，长者18年，平均治疗1~2月收效，最长治疗6个月收效。结果显效808例，好转141例，无效51例。感冒及其他原因引起发热者忌服本方。

骨质增生症

梁剑波　广东省肇庆市中医院主任医师

【处方】骨碎补15克　杜仲15克　威灵仙10克　狗脊15克　炙甘草5克　鹿衔草15克　续断10克　黄芪15克

【功效】补肾益精，调养气血。

【用法】水煎服。9剂为1疗程。

【说明】本方适用于治疗颈椎骨质增生。临床运用多年，效果颇为满意。

骨质增生症

汤承祖　江苏省南通市中医院主任医师

【处方】补骨脂15克　骨碎补12克　菟丝子12克　干地黄15克　白芍12克　黄芪30克　当归15克　陈皮6克　甘草5克

加减：颈椎病变加枸杞子；腰椎病变加续断、狗脊、肉苁蓉，并重用干地黄。

【功效】益肾坚骨。

【用法】水煎服。1个月为1疗程。

【说明】本方适用于治疗脊柱增生症。共治疗59例，其中颈椎增生38例，胸椎增生5例，腰椎增生16例。临床治愈49例，显效5例，有效3例，无效2例。总有效率为96.7%，其中临床治愈和显效占91.6%。服药期间停用其他中西药及非药物治疗（包括针灸、推拿、封闭等）。

三、妇　科

月 经 不 调

孙朗川　福建中医药大学附属人民医院主任医师

【处方】当归6克　桃仁6克　红花4.5克　牛膝9克
丹参9克　苏木6克　稽豆18克　大黄䗪虫丸9克（包煎）

【功效】祛瘀生新，和血通经。

【用法】水煎服。

【说明】本方适用于治疗瘀血内阻所致之闭经、痛经、·
月经过少以及癥瘕等症。

月 经 不 调

刘奉五　北京中医药大学教授

【处方】山药15克　白术9克　炙甘草6克　石莲9克
川续断9克　熟地12克　椿根白皮9克　生牡蛎30克　乌贼
骨12克

【功效】平补脾肾，调经固冲。

【用法】水煎服。

【说明】本方适用于治疗脾肾不足，夹有虚热所引起的月
经先期、月经频至，或轻度子宫出血。

闭　　经

梁秀清　河北省巨鹿县中医肿瘤门诊部主任医师

【处方】吴茱萸 60 克　赤芍 60 克　三棱 30 克　莪术 30 克　红花 30 克　苏木 30 克　桃仁 30 克　续断 60 克　益母草 30 克　党参 45 克　香附 45 克

【功效】行气散瘀，活血通经。

【用法】共研细末，每次服 12 克，用熟地 30 克、寸冬 15 克煎汤送服，每日 2 次。

【说明】本方适用于治疗气滞血瘀闭经。一般服 2 剂即来月经，至多用 3 剂。

倒　　经

梁剑波　广东省肇庆市中医院主任医师

【处方】焦栀子 10 克　黄芩 5 克　丹皮 5 克　茜根炭 5 克　茅根花 10 克　龙胆草 5 克　藕节 15 克　石决明 15 克

【功效】清肝泻热，降逆止血。

【用法】水煎服。

【说明】本方适用于治疗经行吐衄。如加水牛角 5 克、生牡蛎 15 克同煎，则收效更理想。

痛　　经

侯玲玲　宁夏医科大学教授

【处方】肉桂 15 克　紫石英 30 克　生蒲黄 15 克　柴胡

10 克　制香附 12 克　苍白术各 12 克　巴戟天 15 克　菟丝子
12 克　紫苏 12 克　陈皮 10 克　鸡血藤 15 克

加减：恶寒明显加附子；乳房胀痛明显加川楝子、青皮；
腰腿酸加桑寄生、枸杞子；带多加白扁豆、鹿角霜；纳差、便
稀加太子参、山药；阴虚减肉桂或去肉桂加黄精。

【功效】疏肝理脾，温养冲任，活血镇痛。

【用法】水煎服。

【说明】本方适用于治疗膜样痛经并不孕症。效果良好。

痛　　经

朱南孙　上海中医药大学教授

【处方】蒲黄 15 克　五灵脂 12 克　山楂 12 克　青皮 4.5
克　血竭粉 3 克

加减：偏热者加红藤、熟大黄；偏寒者加小茴香、炮姜。

【功效】行气活血，化瘀散膜。

【用法】水煎服。

【说明】本方适用于治疗功能性痛经、中膜性痛经（其临
床表现以经痛剧烈，经血中夹有膜片状瘀块为特征）。共治疗
30 例，经 3 个月经周期的全疗程治疗，痊愈 13 例，显效 10
例，有效 3 例，无效 4 例，总有效率为 86.67%。

带　　症

梁秀清　河北省巨鹿县中医肿瘤门诊部主任医师

【处方】当归 15 克　川芎 10 克　白芍 20 克　苍术 20 克
焦术 15 克　陈皮 15 克　龙骨 15 克　牡蛎 12 克　丹参 15 克
续断 12 克　山药 15 克　杜仲 10 克　枯矾 10 克　甘草 10 克

加减：白带即用上方不变；赤带加蒲黄炭 30 克、艾叶炭 30 克、芦根炭 30 克；黄带加黄连 6 克、黄芩 15 克、黄柏 10 克。

【功效】益肾健脾，涩带敛汗。

【用法】水煎服，早、晚各 1 次，每周服 1 剂，每月服 4 剂。

【说明】本方适用于治疗各种带症。共治愈 105 例，其中白带 80 例，赤带 10 例，黄带 15 例。

羊水过多

刘奉五　北京中医药大学教授

【处方】山药 15 克　莲肉 9 克　白术 9 克　远志 9 克　续断 9 克　桑寄生 30 克　陈皮 6 克　茯苓皮 12 克　冬瓜皮 15 克　羌活 3 克　防风 4.5 克

【功效】健脾补肾，除湿行水。

【用法】水煎服。

【说明】本方适用于治疗"羊水过多"症。此系刘教授验方，经临床应用多例，皆为有效。

流　产

罗元恺　广州中医药大学教授

【处方】菟丝子 240 克　续断 90 克　阿胶 120 克（烊化）鹿角霜、巴戟天、杜仲、枸杞子各 90 克　当归 60 克　党参 120 克　白术 90 克　砂仁 15 克　熟地 150 克　大枣 50 枚（去核）

【功效】补肾养肝，益气补血。

【用法】以上蜜炼为丸，每次服6克，每日3次。2个月为1疗程。

【说明】本方适用于治疗先兆流产、习惯性流产肾虚或气血虚者。连服1~3个疗程。临床应用，效果很好。

流　　产

刘奉五　北京中医药大学教授

【处方】桑寄生45克　川续断45克　阿胶块45克　菟丝子45克　椿根白皮15克

【功效】补肾安胎。

【用法】共研细末，每服9克，每月逢1、2、3日，11、12、13日，21、22、23日各服1次。

【说明】本方适用于治疗习惯性流产属于肾虚者。

流　　产

刘奉五　北京中医药大学教授

【处方】山药15克　石莲肉9克　黄芩9克　黄连3克（或马尾连9克）　椿根皮9克　侧柏炭9克　阿胶块15克（烊化）

加减：出血量多加贯众炭、陈棕炭、生地、旱莲草；脾肾两虚，胎系不固者加菟丝子、续断、桑寄生；气虚者加党参、黄芪、白术；小腹下坠者加升麻炭；阴虚血热者多见胎动不安或有小腹疼痛加白芍、炙甘草。

【功效】健脾补肾，清热安胎，止血定痛。

【用法】水煎服。

【说明】本方适用于治疗妊娠初期胎漏下血、腰酸腹痛属胎热者（先兆流产）。临床应用多例，均为有效。

妊娠期腿痛

许履和　南京中医药大学附属医院主任医师

【处方】银花藤各 15 克　紫花地丁 15 克　茯苓 12 克　当归 9 克　宣木瓜 6 克　络石藤 12 克　丝瓜络 9 克　桑寄生 10 克

【功效】清热利湿，和营通络。

【用法】水煎服。

【说明】本方适用于治疗由湿热下注、络脉失和所致之妊娠期腿痛。曾治疗 1 例，服药 5 剂即愈。

盆　腔　炎

裘笑梅　浙江省中医院主任医师

【处方】忍冬藤 30 克　蜀红藤 30 克　大黄 9 克　大青叶 9 克　紫草根 9 克（后下）　丹皮 9 克　赤芍 9 克　川楝子 9 克　制延胡索 9 克　生甘草 3 克

【功效】清热解毒利湿，凉血活血化瘀。

【用法】水煎服。

【说明】本方适用于治疗急、慢性盆腔炎。临床经 130 例验证，总有效率达 92.4%。

盆　腔　炎

孙宁铨　江苏省中医研究院研究员

【处方】生大黄 10 克　丹皮 12～15 克　红藤 15～30 克　败酱草 15～30 克　栀子 12 克　赤芍 12 克　延胡索 12 克　川楝子 12 克　黄柏 12 克　泽泻 12～15 克　车前草 12～15 克

【功效】清热凉血，解毒利湿。

【用法】水煎服。每日 2 剂，分 4 次服，每 6 小时服 1 次。也可 1 剂分早、晚 2 次服，另 1 剂浓煎成 200 毫升，分早、晚 2 次肛门滴灌。

【说明】本方适用于治疗急性盆腔炎。共观察 70 余例，均有较好疗效。一般高热可在 7 天内退尽，诸症渐消。

盆　腔　炎

孙宁铨　江苏省中医研究院研究员

【处方】红花 12 克　丹参 12 克　赤芍 12 克　葛根 12 克　制香附 12 克　乌药 6 克　木香 6 克　延胡索 12 克　小茴香 3 克　桂枝 10 克　吴茱萸 6 克　山楂 10 克　五灵脂 10 克（包）川牛膝 12 克　泽泻 12 克　地鳖虫 10 克　山甲粉 3 克（包吞）

加减：体弱久病者加黄芪、党参。

【功效】行气活血，化瘀通络。

【用法】水煎服。

【说明】本方适用于治疗慢性盆腔炎所致不孕症。一般需服 3～6 个月经周期。

不　孕　症

韩百灵　黑龙江中医药大学教授

【处方】熟地 20 克　白芍 15 克　山茱萸 15 克　续断 15 克　桑寄生 15 克　杜仲 15 克　牡蛎 15 克　山药 15 克　菟丝

子 15 克　怀牛膝 15 克　龟板 20 克

【功效】滋补肾阴，调理冲任。

【用法】水煎服。

【说明】本方适用于治疗肾阴虚型不孕症。临床用之有效验。

不 孕 症

祝谌予　北京协和医院主任医师

【处方】广木香 10 克　当归 10 克　柴胡 3 克　香附 3 克紫河车 9 克　羌活 9 克　益母草 9 克　白芍 9 克

加减：实热加丹皮、栀子；虚热加知母、黄柏或生地、玄参；实寒加桂心、莪术、紫石英；虚寒加苍白术、厚朴、枳壳；气虚加党参、淮山药、黄芪；血瘀加桃仁、红花。

【功效】疏肝解郁，养血调经。

【用法】水煎服。月经后第 10 ~ 15 天服本方 4 ~ 6 剂。

【说明】本方适用于治疗肝郁不孕症。约 80% 病人服 1 ~ 3 个疗程而月经正常受孕。

不 孕 症

梁秀清　河北省巨鹿县中医肿瘤门诊部主任医师

【处方】当归 12 克　川芎 10 克　白芍 20 克　白术 12 克红花 10 克　生地 15 克　党参 12 克　茯苓 10 克　丹参 15 克

加减：经来腹痛加香附 20 克、续断 12 克、延胡索 10 克、五灵脂 10 克；白带多白术改焦术 12 克，并加苍术 20 克、龙骨 10 克、牡蛎 10 克；肥胖者加大腹皮 15 克、通草 10 克、木通 10 克；瘦人加熟地 20 克、阿胶 15 克、肉苁蓉 12 克；月经先期或一月两经，加艾叶炭 20 克、蒲黄炭 20 克、阿胶 12 克，数月一经或月经后期小腹冷，加肉桂 10 克、吴茱萸 12 克、五味子 10 克、枸杞子 12 克；一切正常，经期正常，腹不痛加茺蔚子 20 克、泽兰子 20 克；口干、大便干、经期有血块加丹皮 12 克、生地 20 克。

【功效】滋阴调经，活血助孕。

【用法】水煎服。每日 1 次，或早或晚，两天服完 1 剂，间隔 5 天服 1 剂，遇经期则连服 2 剂。

【说明】本方适用于治疗各种不孕症。用此方共治愈 700 余例，怀孕最早 1 个月，最迟 5~6 个月。另外，在服药期间，尚须配合使用以下外用药：三棱 30 克、莪术 30 克、穿山甲 5 克、地龙 5 克、地鳖虫 10 克、血竭 3 克、蝼蛄 10 个（焙干）。上药共为细末，用棉籽油一斤调好后装瓶密封 1 周即可。用此药抹痛处，无痛处即抹小腹部。

卵 巢 早 衰

俞　瑾　上海医科大学教授

【处方】知母 12 克　黄柏 12 克　生地 15 克　龟板 12 克　鳖甲 12 克　女贞子 12 克　淫羊藿 12 克　补骨脂 12 克　赤芍 12 克　桃仁 12 克　当归 12 克

加减：乏力加太子参 15 克；心烦易怒加丹皮 9 克、炒栀子 12 克；症状好转后乙蒎酚 1 毫升，每晚 1 次，连服 20 天。

【功效】滋阴降火，补肾活血。

【用法】水煎服。

【说明】本方适用于治疗卵巢早衰和无反应卵巢综合征。共治疗 6 例，症状较快改善，血 FSH 水平下降。其中 3 例确诊为无反应卵巢综合征，3 例确诊为卵巢早衰。

多囊卵巢综合征

俞　瑾　上海医科大学教授

【处方】熟地 12 克　黄精 12 克　淫羊藿 12 克　补骨脂 12 克　穿山甲 9 克　皂角刺 12 克　山慈菇 12 克　贝母 12 克

加减：怕冷加附子 9 克、肉桂 3 克；肝郁加丹皮 9 克、炒栀子 12 克、柴胡 6 克、当归 12 克、青皮 6 克，去皂角刺、山慈菇、贝母。

【功效】温补肾阳，化痰软坚。

【用法】水煎服。

【说明】本方适用于治疗多囊卵巢综合征。临床应用 133 例，排卵率 82.7％，76 例不孕中，36 例妊娠，并得到重复证实。

卵 巢 囊 肿

沈仲理　上海中医药大学附属岳阳医院教授

【处方】大生地 15 克　赤白芍各 6 克　刘寄奴 10 克　半枝莲 20 克　红藤 20 克　败酱草 20 克　鸡内金 9 克　全当归 10 克　黄药子 10 克　泽漆 12 克　夏枯草 15 克　海藻 20 克　生甘草 6 克

加减：气虚者加黄芪、党参、太子参、白术；阴虚内热者加南北沙参、龟板、制黄精、麦冬、白薇、玉竹、稽豆衣、女贞子、旱莲草；肝火偏亢者加黄芩、川楝子、丹皮；腹胀便溏者加煨木香、怀山药、秦皮；伴有牙龈出血者加山茶花、侧柏叶；夜寐不安者加柏子仁、夜交藤、景天三七、远志、龙骨、五味子；心悸不宁者加茶树根；腰脊酸楚者加功劳叶、金狗脊；经量偏多者加花蕊石、沙氏鹿茸草、禹余粮、炒槐花；瘀块多者加血竭；经量少，伴有两侧少腹剧痛者加三棱、莪术、马鞭草；合并子宫肌瘤者加生贯众、水红花子、马齿苋、鬼箭羽、生蒲黄；伴有输卵管积水者加炒黑丑、半边莲、乌敛莓；有肝病史者去黄药子。

【功效】消痰软坚，清热化瘀。

【用法】水煎服。

【说明】本方适用于治疗卵巢囊肿。临床运用，疗效颇为满意。

阴　吹

班秀文　广西中医学院教授

【处方】北沙参 10 克　麦冬 9 克　当归身 9 克　白芍 15 克　枸杞子 9 克　夜交藤 15 克　淮山药 15 克　大枣 15 克　甘草 9 克

【功效】滋养肝肾。

【用法】水煎服。

【说明】本方适用于治疗阴吹属阴津不足者。临床应用多取效。

宫颈糜烂

黄一峰　江苏省苏州市中医院主任医师

【处方】①桑叶 9 克　丹皮 9 克　女贞子 15 克　墨旱莲 15 克　杭菊花 9 克　枸杞子 12 克　牡蛎 30 克　白芍 12 克　薏苡仁 15 克　椿根皮 12 克　金银花 12 克　茯苓 12 克　泽泻 9 克　车前子 18 克（包）　续断 9 克

②黄柏 15 克　乌贼骨 15 克　白及 15 克　紫草 15 克　蛇床子 15 克　甘草 15 克　人中白 9 克

【功效】①理脾化湿，益阴清热。

②清热利湿，解毒生肌。

【用法】① 1 方水煎服。

② 2 方诸药共研细末，用时以凤凰油（或麻油）调药适量，涂于宫颈。每日 2 次，或临睡前涂。

【说明】本方适用于治疗宫颈糜烂。共治疗 3 例，皆获满意效果，疗程 20 天左右。

阴户瘙痒症

许履和　南京中医药大学附属医院主任医师

【处方】苦参 30 克　蛇床子 15 克　大黄 12 克　黄柏 12 克　黄精 10 克

【功效】清热燥湿，杀虫止痒。

【用法】煎汤坐浴，每日 2 次。

【说明】本方适用于治疗霉菌性阴户瘙痒症。临床运用，效果甚好。

滴虫性阴道炎

何国兴　安徽省武警总队医院主任医师

【处方】苦参 30 克　土茯苓 30 克　蛇床子 30 克　生百部 30 克　龙胆草 15 克　紫荆皮 15 克　黄柏 15 克　川椒 15 克　苍术 15 克　地肤子 24 克

【功效】清热解毒，燥湿消肿，杀虫止痒。

【用法】煎水后外洗，每日 2 次，10 天为 1 疗程。

【说明】本方适用于治疗滴虫性阻道炎、霉菌性阴道炎、外阴瘙痒、子宫颈炎。对滴虫、霉菌等均有很好的抑菌作用，共治疗 326 例，痊愈 298 例，好转 21 例，总有效率为 97.85%。平均治愈时间为 15 天。

老年性阴道炎

何国兴　安徽省武警总队医院主任医师

【处方】苦参30克　生百部30克　蛇床子30克　地肤子30克　白鲜皮30克　紫荆皮30克　龙胆草10克　黄柏10克　花椒10克　苍术10克　枯矾10克

【功效】清热解毒，燥湿杀虫，定痛止痒。

【用法】上药煎水至 2000～2500 毫升，弃渣存汁熏洗阴部，再用药液涂于阴道壁，或用带线棉球蘸药后塞入阴道，次日取出。外阴熏洗早、晚各 1 次，每次 30 分钟，10 天为 1 疗程。

【说明】本方适用于治疗老年性阴道炎。共治疗 100 例，痊愈 85 例，好转 11 例，总有效率为 96%。

经 前 乳 胀

朱小南　上海中医药大学教授

【处方】香附、合欢皮、娑罗子、路路通各9克　广郁金、焦白术、炒乌药、陈皮各3克　炒枳壳3克

加减：乳胀甚者加青橘叶、橘核；乳胀痛者加川楝子、蒲公英；乳胀有块者加王不留行、炮山甲；乳胀有块兼有灼热感者加海藻、昆布；兼有肾虚者加杜仲、续断；兼有血虚者加当归、熟地；兼有冲任虚寒者加鹿角霜、肉桂；兼有火旺者加黄

柏、青蒿；小腹两旁掣痛者加红藤、白头翁。

【功效】水煎服。于临经前有胸闷乳胀时开始服用，直至经来胀痛消失为 1 个疗程。如此连续用 3~4 个疗程。

【说明】本方适用于治疗经前乳房胀痛者。共治疗 20 例，治疗次数最少者 3 次，最多者 41 次，一般多在 10 次左右。治后痊愈并怀孕者 13 例，症状好转尚未有孕者 6 例，无效者 1 例。其中肝郁脾虚型 14 例，痊愈 11 例，3 例好转；肝郁肾亏型 3 例中好转 2 例，1 例无效；其余 3 例均痊愈而受孕。

乳腺小叶增生

许履和　南京中医药大学附属医院主任医师

【处方】柴胡 3 克　当归 10 克　白芍 10 克　青陈皮各 5 克　法半夏 6 克　云茯苓 10 克　夏枯草 10 克　白蒺藜 12 克　橘叶 6 克　全瓜蒌 10 克

加减：大便溏者去瓜蒌，加白术 6 克；乳房痛甚者加川楝子、延胡索各 10 克；乳房胀痛时自感灼热或伴有低烧者加丹皮 6 克、炒栀子 10 克。

【功效】疏肝理气，和胃化痰。

【用法】水煎服。

【说明】本方适用于治疗乳癖（乳腺小叶增生）。临床用上方治疗，屡用屡效。在治疗同时，应对患者做耐心的思想工作，使其消除顾虑，心情舒畅，则取效更快，且可防其愈后复发。

乳　　衄

屠揆先　江苏省常州市中医院主任医师

【处方】桑叶 10 克　杭菊 10 克　丹皮 10 克　赤芍 10 克　白芍 10 克　连翘 15 克　夏枯草 30 克　蒲公英 30 克　艾叶 10 克　橘叶 10 克　青皮 10 克　黄芩 15 克

【功效】舒肝熄风，利络清化。

【用法】水煎服。

【说明】本方适用于治疗乳衄、乳溢症。治疗 1 例，服上药 4 月痊愈。

乳　　衄

姚九江　江苏省如东县中医院主任医师

【处方】龙胆草 3 克　焦栀子 9 克　柴胡 3 克　黄芩 6 克　生地 15 克　当归 9 克　茯苓 12 克　赤芍 9 克　白芍 6 克　茜草 9 克

【功效】疏肝理气，扶脾养血，活血止血。

【用法】水煎服。

【说明】本方适用于治疗乳衄。曾治愈 1 例，随访数月未发。

乳　　泣

顾伯华　上海中医药大学附属龙华医院教授

【处方】柴胡 9 克　当归 12 克　白芍 9 克　焦白术 9 克　茯苓 9 克　丹皮 9 克　栀子 9 克　旱莲草 15 克

加减：溢液色鲜红或紫者加龙胆草 6 克、仙鹤草 30 克；溢液色淡黄者加薏苡仁 15 克、泽泻 9 克；乳腺囊性增生加菟丝子 12 克、淫羊藿 12 克、锁阳 12 克；大导管乳头状瘤加白花蛇舌草 30 克、牛蒡子 9 克、黄药子 12 克（有肝病者禁用）。

【功效】疏肝扶脾，凉血清热。

【用法】水煎服。

【说明】本方适用于治疗乳头溢液症。共治疗 28 例，其中 15 例治愈，7 例好转，6 例无效，总有效率为 78.6%。

溢乳闭经综合征

孙宁铨　江苏省中医研究院研究员

【处方】生地 15 克　女贞子 10 克　旱莲草 10 克　赤芍 10 克　白芍 10 克　丹皮 10 克　川楝子 10 克　黄芪 12 克　党参 12 克　白术 10 克　当归 10 克　丹参 10 克　牛膝 12 克　泽泻 12 克

【功效】养阴清肝，调益气血。

【用法】水煎服。

【说明】本方适用于治疗溢乳闭经综合征。治疗 1 例，服药半月溢乳停止，月经来潮。

溢　乳　症

邝安堃　上海第二医科大学附属瑞金医院教授

【处方】生麦芽 100～200 克

【功效】水煎服。每日 1 次，连服 1～3 月。

【说明】本方适用于治疗溢乳症、产后回乳。治疗单纯溢乳症 9 例（血 PRL 正常），服药后乳胀及溢乳现象消失者 4 例，减轻者 4 例。其中 1 例月经淋漓不净者恢复正常月经，无效者 1 例。治疗溢乳闭经综合征 18 例（8 例证实垂体瘤），其中 1 例原血 PRL 正常，其他服药后血 PRL 均无下降，2 例溢乳现象一度缓解，2 例治疗后 10～15 天恢复月经，3 个月后又闭经。

产后恶露不绝

裘笑梅　浙江省中医院教授

【处方】蜀红藤 30 克　败酱草 30 克　白花蛇舌草 15 克　贯众 15 克　蒲黄炭 12 克　丹皮 9 克　栀子 9 克　银花炭 9 克　谷芽 12 克

加减：兼气虚下陷者加党参、黄芪、升麻；肾虚加狗脊、续断、桑寄生；瘀血症明显加益母草、当归、川芎；气滞症明显加制香附、广木香。

【功效】清热解毒，行瘀止血。

【用法】水煎服。

【说明】本方适用于治疗子宫内膜炎而致产后恶露淋漓。共治疗 7 例，服药 1～10 剂全部止血，其他临床兼症也消失。

产后中暑

哈荔田　天津中医药大学教授

【处方】柴胡 6 克　酒炒黄芩 6 克　清半夏 9 克　竹茹 4.5 克　党参 9 克　当归 9 克　炒白芍 9 克　枳壳 4.5 克　甘草 3 克

【功效】发汗散邪，调和阴阳。

【用法】水煎服。

【说明】本方适用于治疗产后中暑。曾治 1 例，服药 1 剂汗微出，病愈过半，服药 2 剂后痊愈。

产后尿潴留

裘笑梅　浙江省中医院教授

【处方】肉桂末 1.2 克（吞）　车前子 15 克（包）　生黄芪 12 克　冬葵子 9 克

加减：产后恶露未尽加当归、川芎；肾虚较甚加杜仲、牛膝、桑寄生；膀胱郁热加淡竹叶、木通、忍冬藤、益元散。

【功效】补气益肾，调整膀胱和三焦之气化。

【用法】水煎服。

【说明】本方适用于产后小便不通。共治疗 3 例，服药 5～7 剂均能自行排尿。

产后乳少

许履和　南京中医药大学附属医院主任医师

【处方】炙黄芪 12 克　当归 10 克　王不留行 10 克　炙甲片 5 克　木通 5 克　猪蹄 1 只

【功效】补养通乳。

【用法】先用清水加黄酒将猪蹄煮烂，即以此汤代水煎药，每日 1 剂。

【说明】本方适用于治疗产后乳少。一般服 3 剂即能见效，屡试屡效。

产后乳少

哈荔田　天津中医药大学教授

【处方】炙黄芪12克　野党参12克　秦当归12克　天花粉12克　原寸冬9克　炒白术9克　生麦芽15克　王不留行12克　钟乳石12克　净漏芦9克　穿山甲6克　方通草3克

【功效】补益气血，舒郁通乳。

【用法】上方用猪蹄1对，煎汤代水，煎药5剂。

【说明】本方适用于治疗虚证兼有郁滞的产后乳汁不足。在服药后3小时以湿热毛巾敷两乳，并轻轻按揉，以助乳腺之通畅，对疗效起很大作用。用上方治疗1例，服药5剂即乳汁倍增，胃纳亦馨，大便趋常，头晕神疲亦有好转。

产后乳少

吴震西　江苏省南通市中医院主任医师

【处方】潞党参10克　炙黄芪12克　炒白术10克　当归身10克　川芎6克　炮山甲10克　王不留行10克　通草6克　陈皮6克

加减：肝郁气滞者加柴胡6克、青皮4.5克。

【功效】补益通乳。

【用法】水煎服。

【说明】本方适用于治疗产后缺乳。临床应用30余年，收到良好效果。一般服用4~6剂，乳汁即可通畅。

产后血栓性静脉炎

刘奉五　北京中医药大学教授

【处方】水蛭6克　虻虫6克　桃仁6克　大黄3克　金银花30克　当归9克　赤芍9克　冬瓜子30克　木通3克　泽泻9克

【功效】活血化瘀，清热利湿。

【用法】水煎服。

【说明】本方适用于治疗产后血栓性静脉炎，见有下肢红肿疼痛甚者。

产后血栓性静脉炎

刘奉五　北京中医药大学教授

【处方】银花藤 30 克　金银花 12 克　连翘 9 克　当归 9克　桑寄生 15 克　草节 6 克　天花粉 9 克　川贝母 9 克　冬瓜子 15 克

【功效】清热，养血，通脉。

【用法】水煎服。

【说明】本方适用于治疗产后血栓性静脉炎，见有下肢发热疼痛者。

更年期综合征

梁剑波　广东省肇庆市中医院主任医师

【处方】玄参、丹参、党参各 10 克　天麦冬各 5 克　生熟地各 12 克　柏子仁、熟枣仁各 10 克　远志 5 克　当归 3 克茯苓、浮小麦、白芍各 10 克　延胡索 6 克　龙骨牡蛎各 15 克五味子、桔梗各 5 克

【功效】养心益阴，安神镇潜。

【用法】水煎服。16 剂为 1 疗程。

【说明】本方适用于治疗妇女更年期综合征。凡妇女更年期的情志抑郁、心烦不安而不能自我控制；心悸不眠，低热少津，多疑善虑；甚至骨节烦酸，时似感冒、头晕头痛等症，本

方都有较为理想的治疗效果。

更年期综合征

张　琪　黑龙江省中医药研究院研究员

【处方】柴胡6克　龙骨30克　牡蛎30克　生大黄9克　黄芪9克　川桂枝9克　制半夏9克　炙甘草3克

加减：夜寐不安加酸枣仁9克、夜交藤30克；阴虚内热加大生地9克、北沙参12克、大麦冬9克。

【功效】疏肝理气，清热化痰，潜阳安神。

【用法】水煎服。

【说明】本方适用于治疗更年期综合征和神经官能症。共治疗137例，总有效率达94%。

四、儿　　科

流行性乙型脑炎

潘澄濂　浙江省中医研究院研究员

【处方】羚羊角片1.5克（或用山羊角20克代）　钩藤10克　金银花20克　连翘15克　生石膏30~45克　大青叶30克　薏苡仁15克　鲜芦根30克　炙甘草3.5克

【功效】清热，熄风，镇痉。

【用法】煎汤做保留灌肠。

【说明】本方适用于治疗乙脑重症。经20余例重症乙脑临床治疗观察，对抽搐症状的控制能起到良好的治疗作用。

流行性脑膜炎

何　任　浙江中医药大学教授

【处方】乌犀角1.5克　玄参9克　麦冬12克　鲜生地25克　丹参9克　黄连3克　竹叶心4.5克　金银花9克　连翘12克　紫雪丹2.5克（分2次灌服）

【功效】凉营，清热，解毒。

【用法】水煎服。

【说明】本方适用于治疗流行性脑膜炎。临床验证，效果较好。

脊髓灰质炎

赵锡武　中国中医科学院研究员

【处方】生石膏 15 克　葛根 12 克　甘草 9 克　金银花 12 克　杭白芍 12 克　黄连 4.5 克　黄芩 9 克　全蝎 3 克　蜈蚣 3 条

加减：初起可加局方至宝丹、安宫牛黄丸、紫雪丹；无汗者加麻黄；发热者加大青叶、板蓝根、连翘；烦躁加钩藤、胆草；痛者加天麻、芍药；通络加地龙、僵蚕；麻痹在下肢加牛膝、桑寄生；麻痹在上肢加川芎、地龙、桑寄生；口眼歪斜加细辛、辛夷、川芎、白芷等；兼暑者加藿香、滑石；呕吐者加半夏、陈皮、竹茹；大小便闭者用大柴胡汤加芒硝、车前子、地肤子、紫雪丹。

【功效】清热透表，芳香逐秽，调肝熄风，宣痹通络。

【用法】水煎服。

【说明】本方适用于治疗小儿麻痹症急性发热期。共治疗 129 例，其中重型 52 例，痊愈 10 例，基本痊愈 7 例，显著好转 7 例，好转 28 例；中型 67 例，痊愈 33 例，好转 34 例；轻型 10 例，全部痊愈。

脑　积　水

何世英　天津市儿童医院主任医师

【处方】熟地 10 克　山药 10 克　鹿角胶 10 克　牛膝 10 克　茯苓 10 克　黄精 10 克　茺蔚子 10 克　猪苓 10 克　车前子 10 克　肉苁蓉 10 克　丹皮 10 克　当归 6 克

【功效】补肾填精，益脑健脾利水。

【用法】上药共研细末，制成蜜丸，每丸1.5克，早、晚各服1丸。3个月以下者，每次服半丸。

【说明】本方适用于治疗婴幼儿脑积水。共治疗10例，显效4例，好转5例，无效1例。一般在服药9个月后收效，亦有长达2年零2个月而完全恢复正常者，故服药要有耐心。

低　热

董廷瑶　上海市中医门诊部主任医师

【处方】黄连3克　附片4.5克　青蒿9克　白薇9克　炒桑叶9克　天花粉9克　知母6克　地骨皮9克　生甘草3克　淡竹叶6克

【功效】清上焦，温肾阳，退虚热。

【用法】水煎服。

【说明】本方适用于治疗小儿低热。治疗1例2岁女性患儿，发热不退半月，朝轻暮重，汗出较多，心烦眠扰，口渴喜饮，大便干结，但小便清长，服本方8剂即热退，其后用清心和营之剂巩固疗效。

虚　热

贝淑英　江苏省人民医院主任医师

【处方】青蒿、知母各6克　鳖甲15克　生地12克　丹皮9克

【功效】养阴清热。

【用法】水煎服。

【说明】本方适用于治疗小儿肺炎、流行性乙型脑炎、麻疹等热病后期，低热不退、口渴、颧红、大便秘结等阴虚发

热。临床运用，效果良好。共治疗 29 例，愈 18 例，好转 10 例。

肺　　炎

魏长春　浙江省中医院主任医师

【处方】鲜芦根　白茅根　桑白皮　地骨皮　霜桑叶　枇杷叶　浙贝母　肥知母　北沙参　苦杏仁　冬瓜仁（原方未注明剂量）

加减：热甚者加生石膏、黄芩；痰中带血或鼻衄者去桑叶、枇杷叶，加藕节、旱莲草；口渴、汗出者去桑叶、枇杷叶，加石斛、天花粉；大便干者加生地、玄参；大便不通兼多热者加大黄；喘甚者加葶苈子。

【功效】轻清宣泄，祛邪保津，化痰利肺。

【用法】水煎服。

【说明】本方适用于治疗小儿肺炎属轻、中症。共治疗 46 例，全部治愈。重症肺炎不适宜用此方治疗。

顿　　咳

黄一峰　江苏省苏州市中医院主任医师

【处方】桑叶 10 克　天浆壳 10 克　炙款冬花 6 克　炙甘草 3 克　杏仁 10 克　冬瓜子 10 克　大蒜头 2 瓣

【功效】清肃肺气，止咳平喘。

【用法】将大蒜头捣烂入药煎二杯浓汁，隔 2 小时服半杯，加入糖少许，温热服。

【说明】本方适用于治疗婴儿顿咳。对久咳不愈经抗生素及一般止咳药治疗未效者，可用本方治疗。该方药无苦味，婴幼儿易于接受，见效较快。服药时忌食盐味。

顿　咳

赵清理　河南中医学院主任医师

【处方】百部 6 克　贝母 4.5 克　沙参 9 克　前胡 4.5 克

【功效】润肺生津，止咳化痰。

【用法】水煎取汁，于药内溶白糖适量服之。

【说明】本方适用于治疗肺气失宣属郁热型顿咳。以上为 5 岁小儿用量，临床上可视患儿年龄、体质，酌情加减运用。经临床应用于顿咳之发作期，往往取得满意效果。

百　日　咳

梁剑波　广东省肇庆市中医院主任医师

【处方】瓜蒌仁皮、天花粉、桑白皮、地骨皮、紫菀、天竺黄各 10 克　川贝母、桔梗、百部、甘草各 5 克　橘红 3 克

　　加减：咳嗽喘促加麻黄 3 克、杏仁 6 克、生石膏 15 克；痰中带血丝加青黛 5 克、白茅根 10 克、煅蛤壳 12 克。

【功效】清肺降热，理气豁痰。

【用法】水煎服。每日 1 剂，滤渣再煎。

【说明】本方适用于治疗小儿百日咳。方中药量适用于 3～6 周岁小儿，以 12 剂为 1 疗程，如为婴幼儿，药量减半。

支气管炎

滕宣光　北京中医医院主任医师

【处方】苏子 6 克　黄芩 6 克　杏仁 6 克　天竺黄 6 克　葶苈子 6 克　白前 10 克　桑白皮 10 克

【功效】清热化痰，肃肺止咳。

【用法】将药用清水 200 毫升浸泡半小时，第一次微火煎开 20 分钟，倾出药汤，第二次加水 120 毫升，煎 15 分钟，两煎药汤合并约 100 毫升，早、中、晚空腹分 3 次服。

【说明】本方适用于治疗小儿肺热痰壅之咳嗽。多年临床体验，均获见效快、疗程短的满意效果。

支气管炎

滕宣光　北京中医医院主任医师

【处方】生牡蛎 15 克　生海石 15 克　生蛤壳 15 克　茯苓 15 克　法半夏 6 克　橘皮 10 克　杏仁 6 克　黄芩 6 克

【功效】健脾燥湿，除痰止嗽。

【用法】同前方。

【说明】本方适用于治疗小儿脾虚湿盛兼肺热之咳嗽。效果显著。

哮　喘

王　烈　长春中医药大学教授

【处方】地龙　苏子　射干　苦参　白鲜皮　麻黄　侧柏叶　黄芩　刘寄奴　川芎　僵蚕（原方未注明剂量）

【功效】活血化瘀，降气降痰。

【用法】水煎服。

【说明】本方适用于治疗小儿哮喘发作期。一般服 1 剂见效，2 剂缓解，4 剂稳定。疗效较之传统的止哮定喘剂为优。

复发性腹痛

梁剑波　广东省肇庆市中医院主任医师

【处方】桂枝、生姜各5克　白芍、炙甘草各10克　大枣5枚　饴糖30克（烊化）

加减：如痛后神倦少气，多兼气虚，加黄芪10克。

【功效】温中补虚，和里缓急。

【用法】水煎服。

【说明】本方适用于治疗小儿复发性腹痛。对不明原因的腹痛，有良效。

腹　　泻

宋祚民　北京中医医院主任医师

【处方】藿香10克　苍术6克　茯苓10克　防风6克　乌梅3克　焦山楂1.5克　黄连1.5克　炒白芍6克　甘草3克

加减：有表邪低热者加苏叶3克；呕吐者加苏梗6克；咳嗽者加桔梗6克；尿少者加滑石块10克；泻不止加伏龙肝15克、炒扁豆10克、炒薏苡仁10克或诃子10克，甚者加米壳1.5克（不满半岁小儿不可用）。

【功效】健脾止泻。

【用法】水煎，每剂煎2次，每次煎15~20分钟，2次共煎取120毫升，混匀，分3次空腹温服。

【说明】本方适用于治疗婴幼儿腹泻。临床治疗3000多例，有效率达95%以上。

脾　虚

严清明　成都军区总医院主任医师

【处方】淮山药 120 克　芡实 60 克　薏苡仁 100 克

【功效】健脾胃，促食欲。

【用法】上药为末，半岁~1 岁每次服 2 克，1~2 岁每次服 2~4 克，2~5 岁每次服 4~6 克。每日 1 次加入米粉、代乳粉、肉丸子里煮服或和鸡蛋蒸服。腹泻者重用芡实。

【说明】本方适用于治疗小儿脾胃虚弱，饮食不消，形体消瘦或纳差腹泻。宜于小儿脾虚营养不良疾患。多年来共治疗 42 例脾虚纳差患儿收到满意效果。一般服 1 剂后，食欲明显增进，对防止伤食及感冒都有较好疗效。本方药物无味，小儿乐意服用，长期服用有益无害。

新生儿硬肿症

何世英　天津市儿童医院主任医师

【处方】生黄芪 9 克　白术 6 克　茯苓 9 克　猪苓 9　泽泻 6 克　麦冬 6 克　白人参 2 克　五味子 0.6 克　甘草 3 克。

【功效】益气养阴，健脾行水。

【用法】水煎分数次频服。

【说明】本方适用于治疗新生儿硬肿症轻、中度者。对重症患者疗效不明显。共治疗中度患者 3 例，5~12 天均痊愈。

过敏性紫癜性肾炎

赵心波　中国中医科学院西苑医院研究员

【处方】①附子6克　肉豆蔻2.4克　茯苓12克　猪苓10克　泽泻10克　桑螵蛸12克　车前子10克　大腹皮10克当归10克　阿胶珠10克　青黛6克　茜草10克

②炒鸡内金90克　薏苡仁60克　芡实30克

【功效】温肾健脾，清热利湿。

【用法】① 1 方水煎服。

② 2 方研粉，每次服1.5克，每日2次。

【说明】本方适用于治疗过敏性紫癜性肾炎病程较久者。共治疗2例，尿常规分别为蛋白"＋＋＋"、红细胞满视野及蛋白"＋"、红细胞"＋＋＋"，经治疗月余，尿常规均为正常。

过敏性紫癜性肾炎

时毓民　上海医科大学附属儿科医院教授

【处方】益母草30克　白茅根30克　荠菜花15克　金银花9克　连翘9克　大蓟9克　小蓟9克　王不留行12克三七粉2克（吞）

加减：血尿明显加琥珀屑1.5～3克（吞）；气虚加黄芪12～15克、党参9～12克；阴虚加生地12克、麦冬9克。

【功效】清热凉血，活血止血。

【用法】水煎服。

【说明】本方适用于治疗过敏性紫癜性肾炎。共治疗14例，13例痊愈，1例好转。13例痊愈病人用药后见效时间为

0.5~4.5月，平均1.7月。14例随访平均1年半，未见复发。

尿 毒 症

何世英　天津市儿童医院主任医师

【处方】蟾酥2个　巴豆14粒

【用法】上药焙干后研细末，分4天服用。以上是13岁儿童用量，13岁以下酌减。

【说明】本方适用于治疗小儿尿毒症合并腹水者。曾治1例狼疮性肾炎伴尿毒症患儿，用中西医结合方法治疗无效，病情日益加重，腹水明显，非蛋白氮达80毫克%。加服本方后尿量明显增加，腹水消失，诸症好转，尿素氮下降至27毫克%。

癫 痫

梁秀清　河北省巨鹿县中医肿瘤门诊部主任医师

【处方】磁石50克（醋焠）　海浮石30克（醋焠）　寒水石15克　朱砂15克　枯矾20克　僵蚕15克　茯神20克蝎尾30克　半夏20克　陈皮10克　贯众12克（去尾、醋泡一天一夜，阴干）　木香6克　天南星9克

【功效】解痉定神，燥湿化痰。

【用法】共研细末，每日服2次，10岁以下每次服2克，5岁以下每次服1克，10岁以上每次服3克。

【说明】本方适用于治疗小儿癫痫。共治疗11例，一年以上未犯者8例，发作减轻者3例，轻者服2剂，重者服3剂可愈。

腹　　胀

张锡君　重庆市中医院主任医师

【处方】柴胡、枳实各 2 克　赤芍、丹参、炙大黄各 3 克　甘草 1 克

【功效】疏肝化瘀，理气导滞。

【用法】水煎服。

【说明】本方适用于治疗新生儿腹胀。用本方配合开胸顺气丸（市售成药）治疗 2 例新生儿先天性巨结肠，均效。

遗　　尿

徐小洲　上海中医药大学附属曙光医院教授

【处方】补骨脂 10 克　金樱子 10 克　防风 10 克　藁本 10 克　浮萍 10 克　石菖蒲 10 克　甘草 5 克

加减：气虚加党参、黄芪；有热加知母、黄柏。

【功效】补肾固摄，宣肺化湿。

【用法】水煎服。

【说明】本方适用于治疗小儿遗尿症。共治疗 109 例，疗效满意。

遗　　尿

周鸣岐　辽宁省大连市第三人民医院主任医师

【处方】益智仁 100 克　炒山药 30 克　桑螵蛸 40 克　补骨脂 15 克　乌药 30 克　白果 100 克

【功效】补益肾气，温暖下元。

【用法】上药共为细末，每次可服至 10 克，每日 2 次，早、晚温开水冲服，幼儿剂量酌减。

【说明】本方适用于治疗小儿遗尿症。10 多年观察数十例，无不效，轻者 1 剂、重者 2 剂则愈。

遗　尿

梁剑波　广东省肇庆地区中医院主任医师

【处方】桑螵蛸 15 克　益智仁 15 克　黄芪 15 克　炒淮山药 15 克　煅牡蛎 10 克　五味子 10 克　台乌药 10 克

【功效】健脾温肾，固涩下元。

【用法】上药共研极细末。4～8 岁小儿每次服 6 克，8～10 岁以上每次服 10 克，早、晚各 1 次，米汤送服，以愈为度。

【说明】本方适用于治疗 12 岁以下小儿遗尿症。此方配伍合理，效果颇佳。

婴儿夜啼

汤承祖　江苏省南通市中医院主任医师

【处方】蝉衣 5～7 只

【功效】安神定惊。

【用法】上药剪去足，洗净，水煎。煎液 1000 毫升（加白糖少许）装入奶瓶，分 4 次给患儿吮（防烫，宜温服）。

【说明】本方适用于治疗婴儿夜啼（夜不寐，啼哭不已），日间睡眠安好，吮乳，大小便均正常，并无其他病变者。疗效佳者，服 1 日即收效，最多 3 天收效。

厌 食 症

王　烈　长春中医药大学教授

【处方】龙胆草 3 克　白芍 9 克　佛手 6 克　枳壳 6 克
九香虫 12 克　石斛 6 克　麦芽 9 克

【功效】理气消食。

【用法】水煎服。

【说明】本方适用于治疗小儿厌食症。共治疗 43 例，痊愈 37 例，好转 1 例，无效 5 例。

湿 疹

张梦侬　湖北中医药大学教授

【处方】金银花 30 克　土茯苓 30 克　蒲公英 30 克　紫花地丁 30 克　白鲜皮 15 克　野菊花 10 克　炒黄柏 10 克　炒黄芩 10 克　干生地 10 克　连翘 10 克　蝉蜕 10 克　荆芥 3 克

【功效】疏风祛湿，败毒泻火。

【用法】上药浓煎，分 3 次服，小儿在 1 岁者分 3 天 15 次服完；3 岁者，分 2 天 10 次服完。3 剂为 1 疗程，痊愈则停服，未痊愈可续服 3 剂。

【说明】本方适用于治疗小儿急性湿疹。一般 3 剂显效，6 剂可痊愈。

湿 疹

汤承祖　江苏省南通市中医院主任医师

【处方】生地、老紫草、野菊花、白赤芍各6克　白鲜皮5克　净蝉衣、蛇蜕各1.6克　黄柏3克　黄连1克　豨莶草10克

【功效】清热化湿，凉血解毒。

【用法】水煎2次，浓缩成100毫升，每次25毫升，少加白糖，入奶瓶中，奶瓶橡皮头蘸水后令患儿吸饮，每日4次，温饮之。

【说明】本方适用于治疗婴儿面部湿疹满布作痒异常，久治不愈，搔之则皮肤流黄水者。一般久治未愈之证，服用汤剂20剂可愈。患儿之母应忌食鲜发之物与辛辣1~2个月。

奶　癣

梁剑波　广东省肇庆市中医院主任医师

【处方】黄芩、黄连、黄柏各3克　甘草2克　金银花、蒲公英、紫花地丁各6克　丹皮2克　升麻1.5克

【功效】除湿清热，凉血解毒。

【用法】上药加清水300毫升，煎至50毫升，温服。

【说明】本方适用于治疗婴儿奶癣。药量适用于3个月至1周岁婴儿。本方无副作用，覆渣可作外洗剂。

鹅　口　疮

刘韵远　北京市儿童医院主任医师

【处方】冰片1.8克　硼砂1.8克　朱砂1.5克　玄明粉1.5克（包）

【功效】清热，解毒，消炎。

【用法】上药共为细末，徐徐兑入蜂蜜适量，随兑随搅，

成糊状后，装瓶备用。用时应洗净口腔，然后以棉棒涂之。每日 3 ~ 4 次，甚则日搽 5 ~ 6 次有效。

【说明】本方适用于治疗心脾积热而致的鹅口疮。共治疗 350 例，其中 2 ~ 6 天内治愈者达 237 例，6 ~ 15 天内治愈者为 92 例，15 天以上治愈仅为 21 例。总有效率 100%。

慢 性 咽 炎

张赞臣　上海中医药大学教授

【处方】大白芍 9 克　川百合 10 克　南北沙参各 10 克　天花粉 9 克　白桔梗 4.5 克　生甘草 2.5 克　嫩射干 4.5 克

加减：喉头无痰而音哑者加玉蝴蝶、凤凰衣、藏青果；头晕目眩加穞豆衣、钩藤、杭菊花；两目红丝缭绕者加粉丹皮、杭菊花；失眠者加炙远志、淮小麦、合欢花、忘忧草；胸闷者加广郁金、炒枳壳、野蔷薇花；痰黏喉头者加川贝粉、地枯萝、广桔白；纳少、腹痛者加广木香、台乌药、采芸曲；大便干结者加瓜蒌仁、桑椹子。

【功效】养阴，利咽，生津。

【用法】水煎服。

【说明】本方适用于治疗咽部异物梗阻感、咽干、咽痛和声音嘶哑，肺热阴亏，头晕目眩，咽底壁结节色红而高突者。临床应用 37 例，1 个半月至 2 个月为 1 个疗程。经 1 个疗程治疗后，症状和体征基本消失为显效，共 11 例；症状和体征好转为有效，共 18 例；症状和体征改善不稳定或无改善者为无效，共 8 例。总有效率为 78%。

情感性交叉擦腿症

刘葆真　卫生部中日友好医院主任医师

【处方】生地6克　山茱萸10克　泽泻10克　茯苓10克　白芍10克　杭菊花6克

加减：每日发作1次或更少者用本方即可；每日发作2~5次者加黄柏10克、丹皮6克、知母6克；每日5次以上，甚至数十次，或动作较大者加龙胆草6克、黄芩6克、知母6克、黄柏6克；汗多者加生牡蛎15克（先煎）；夜卧不安者加莲须6克、朱灯芯1克。

【功效】滋阴降火，柔肝缓急。

【用法】水煎服。

【说明】本方适用于治疗一种以阵发性两腿交叉、夹紧，用力摩擦为主要特征的小儿神经官能症。共治疗33例，均有效。

性　早　熟

顾文华　上海医科大学附属儿科医院

【处方】知母9克　黄柏9克　生地9克　茯苓9克　丹皮9克　泽泻9克　炙龟板9克　夏枯草9克　生甘草4.5克

加减：乳房触痛，易怒加逍遥丸9克；阴道流血加旱莲草12克；阴道有分泌物加龙胆草4.5克

【功效】滋补肾阴，清泻相火。

【用法】水煎服。

【说明】本方适用于治疗肾阴不足、相火偏旺所致的女童性早熟症。临床治疗10例患儿，9例经服本方14~150剂后治愈。

智 能 落 后

王　烈　长春中医药大学教授

【处方】当归、茯苓、益智仁各10克　菖蒲、远志、黑芝麻、鱼鳔各7.5克

【功效】补血益气，养心安神。

【用法】水煎服。

【说明】本方适用于治疗大脑发育不全的小儿智能落后，偏心肾不足者。共治疗9例，服足4个疗程以上者，智能均有明显进步。本方也可研末，每次服1.5克，每日3次。20天为1疗程，连服4个疗程，每个疗程中间停药10天，并配合运动功能和智能训练。

智 能 落 后

何世英　天津市中医院主任医师

【处方】首乌30克　益智仁、合欢花、菖蒲、女贞子、炒杜仲、牛膝、楮实子、旱莲草、竹叶、瓦松、黄精、神曲各9克　莲子心5克

加减：偏肾阴虚者，酌加生地、山茱萸、桑椹子；偏肾阳虚者，酌加鹿茸、人参、菟丝子同研。

【说明】本方适用于治疗小儿智能落后症。临床应用取得良好效果。遇感冒或患急性病期间停服。

五、肿 瘤 科

颅 骨 肿 瘤

许履和　南京中医药大学附属医院主任医师

【处方】羌活5克　防风5克　夏枯草10克　白芥子6克
归尾10克　川芎5克　赤芍10克　泽兰10克　乳香5克
全蝎1克　僵蚕10克　石见穿30克

【功效】化瘀血，散痰结。

【用法】水煎服。

【说明】本方适用于治疗颅骨肿瘤。临床曾治1例，服上
方10剂见效，20剂骨瘤消失。

颅 骨 黄 色 瘤

沈楚翘　上海中医药大学附属曙光医院教授

【处方】当归10克　茯苓10克　党参10克　炒白术10
克　炒白芍10克　鹿角霜10克　骨碎补10克　桑寄生15克
制女贞子15克　淮小麦30克

加减：邪气未清，郁而化热，肿块疼痛较甚加黄菊6克、
嫩钩藤15克、丹皮10克、海藻10克、昆布10克、夏枯
草10克。

【功效】和营活血，清热解毒，软坚化痰，扶正达邪。

【用法】水煎服。

【说明】本方适用于治疗颅骨黄色瘤。曾治 1 例，服药近 1 年肿块全部消失，经 X 线摄片颅顶部、前额部病灶消失。

甲状腺腺瘤

许履和　南京中医药大学附属医院主任医师

【处方】海藻 10 克　昆布 10 克　海浮石 10 克　木香 2 克　醋炒三棱、莪术各 3 克　陈皮 3 克　大黄 2 克　生甘草 2 克　大枣 2 枚

【功效】化痰理气。

【用法】水煎服。

【说明】本方适用于治疗瘿瘤（甲状腺腺瘤）。临床验过很多病人，多数病人服药 20～30 剂，最多 100 剂可以消退。与肿块大小、病程长短无明显关系。在消退过程中，开始较快，后来较慢，不要改弦易辙，大多可以消散。

舌体血管瘤

张镜人　上海市第一人民医院主任医师

【处方】生白术 9 克　制半夏 9 克　夏枯草 9 克　丹参 9 克　炒丹皮 9 克　赤芍 15 克　连翘 9 克　八月扎 15 克　海藻 12 克　煅瓦楞 15 克　生薏苡仁 30 克　白英 15 克　炒山楂 9 克　炒六曲 9 克　白花蛇舌草 30 克

【功效】化痰软坚，清热祛瘀。

【用法】水煎服。

【说明】本方适用于治疗舌体血管瘤。曾治 1 例，服药 70 剂，临床痊愈，随访 1 年未复发。

鼻 咽 癌

胡安邦　上海医科大学肿瘤医院教授

【处方】柴胡 4.5 克　龙胆草 6 克　炙鳖甲 24 克　地骨皮 18 克　地龙 6 克　土贝母 12 克　海藻 12 克　昆布 12 克　凤尾草 12 克　败酱草 12 克

加减：鼻衄目赤加贯众炭 12 克、藕节炭 9 克、白茅根 30 克、金银花 9 克、蒲公英 18 克、丹皮 12 克、生地 12 克、玄参 15 克。

【功效】清泻肝火，化痰消肿。

【用法】水煎服。

【说明】本方适用于治疗鼻侧未分化癌。用本方治疗 1 例，服药 7 周肿块逐渐缩小，4 个半月获得显效。再加放射治疗后肿块消失，随访 13 年情况很好。

腮 腺 癌

刘嘉湘　上海中医药大学附属龙华医院教授

【处方】夏枯草 30 克　王不留行 30 克　生鳖甲 30 克　石见穿 30 克　生牡蛎 30 克　天花粉 24 克　海藻 15 克　丹参 15 克　瓜蒌仁 15 克　苦参 15 克　昆布 12 克　桃仁 12 克　生地 12 克　蜂房 12 克　干蟾皮 9 克

【功效】化痰软坚，消瘀散结。

【用法】水煎服。

【说明】本方适用于治疗腮腺癌。曾用本方治疗 1 例，随诊 3 年，全身情况良好，肿块明显缩小，未见增大复发。

扁 桃 体 癌

华良才　甘肃中医学院教授

【处方】①生蒲黄 10 克　五灵脂 10 克　地鳖虫 10 克　穿山甲 15 克　当归 15 克　乳香 10 克　没药 10 克　全瓜蒌 25 克　川贝母 10 克　皂角刺 10 克　莪术 10 克　地龙 10 克

②山豆根 120 克　山慈菇 120 克　杏仁 150 克　牛蒡子 50 克　儿茶 150 克

【功效】活血化瘀，祛痰散结。

【用法】① 1 方水煎服。

② 2 方研末泛丸，每丸重 3 克，含化。

【说明】本方适用于治疗扁桃体鳞状细胞癌血瘀痰凝型。用本方治疗 1 例，经治 35 天，肿块变软缩小，用药 3 月后治愈。随访 7 年，未见复发。

喉　癌

黄冕群　江苏省无锡市第四人民医院主任医师

【处方】硼砂 4.5 克　玉丹 0.15 克　黄柏 0.06 克　明腰黄 0.6 克　蒲黄 0.06 克　白芷 0.03 克　冰片 0.6 克　甘草 0.3 克　薄荷 0.1 克

【功效】散风泻火，攻坚破积。

【用法】研细末吹喉。

【说明】本方适用于治疗喉癌。曾用本方配合内服煎剂治疗 1 例喉癌获愈。

食　道　癌

龚士澄　安徽省天长县中医院主任医师

【处方】炙甘草 3 克　煅硼砂 0.6 克　煅人中白 3 克　煅枯矾 1.5 克　沉水香 3 克　煅龙骨 15 克　赤石脂 15 克　山豆根 3 克　太子参 12 克　马勃 4.5 克　僵蚕 6 克　土牛膝 12 克

【功效】开道止痛。

【用法】上药研极细，和匀瓶收，每次取 1~2 克，置勺中，温开水调如稀糊服，每日 2~3 次。

【说明】本方适用于治疗食道癌吞咽疼痛者。服后即可感食道滑润、舒适，剧痛遂得缓解，若流质或较软食品，可得通过不噎。但此方只止痛，不治病。

食　道　癌

朱良春　江苏省南通市中医院主任医师

【处方】①全蝎、蜈蚣各 30 克　蜂房、僵蚕、壁虎各 60 克

②煅赭石、太子参各 20 克　姜半夏 10 克

加减：阴虚舌红者加石斛、麦冬各 12 克；苔灰腻有痰浊者加陈胆星 10 克、化橘红 6 克。

【功效】降逆止呕，益气养阴，抗癌消瘤。

【用法】1 方共研极细末，每服 5 克，每日 3 次，食前用 2 方煎汤送服。

【说明】本方适用于治疗晚期食道癌及胃癌。多数患者在服药 5~10 天左右，进食困难、呕吐气逆之象，即获缓解，持续服用，部分病例可达到症状消除，临床治愈，或可延长存活时间。

食 道 癌

梁秀清　河北省巨鹿县中医肿瘤门诊部主任医师

【处方】①当归12克　山豆根12克　漏芦15克　连翘10克　桔梗10克　天花粉12克　郁金10克　穿山甲10克　鳖甲12克　三棱10克　莪术10克　甘草10克　藕30克（为引）

②血竭5克　儿茶5克　硼砂10克　朱砂7克　雄黄7克　枯矾10克　冰片1克　乌蛇头3个（新瓦焙干）

【功效】养阴散瘀，化痰软坚，消痞除癥。

【用法】①1方水煎服，早、晚各1次。

②2方共为细末，撒在咽喉部，每次约0.3克，每日3次。

【说明】本方适用于治疗噎膈（食道癌）。历年来共治疗92例，无效15例，不明原因10例，余均获显效。

食 道 癌

王佑民　上海市徐汇区天平路地段医院主任医师

【处方】生半夏30克　生南星30克　天南星30克　党参15克　蜣螂虫12克　黄附块15克　枸橘叶30克　黄药子12克

【功效】解毒消肿，化痰软坚。

【用法】水煎服。

【说明】本方适用于治疗食道癌。用本方治疗20例，症状改善、病灶基本稳定在1个月以上者15例，无效5例。有效率为75%。

乳　癌

刘嘉湘　上海中医药大学附属龙华医院教授

【处方】穿山甲 12 克　制鳖甲 12 克　夏枯草 30 克　海藻 30 克　望江南 30 克　野菊花 30 克　白花蛇舌草 30 克　白毛藤 30 克　紫丹参 30 克　全瓜蒌 30 克　牡蛎 30 克　昆布 15 克　淮山药 15 克　南沙参 12 克　王不留行 12 克　蜂房 12 克　桃仁 9 克　小金丹 10 粒（吞）

【功效】化痰软坚，活血通络，解毒消肿。

【用法】水煎服。

【说明】本方适用于治疗乳腺痛，共治疗 11 例，临床治愈 1 例，显效 2 例，有效 6 例，无效 2 例，总有效率 81.8%。

乳　癌

潘国贤　浙江中医药大学教授

【处方】炮山甲 9 克　皂刺 9 克　海藻 9 克　枸橘李 9 克　王不留行 9 克　夏枯草 9 克　制香附 9 克　淫羊藿 9 克　丝瓜络 9 克　山海螺 30 克　小金丹 4 粒（2 次分吞）

【功效】抗癌散结。

【用法】水煎服。

【说明】本方适用于治疗乳腺癌。治疗多例，均能使癌症缩小。

乳　癌

李　岩　北京市肿瘤研究所研究员

【处方】金钱草 30 克　土贝母 30 克　蒲公英 30 克　夏枯草 30 克　红藤 30 克　连翘 15 克　天花粉 20 克　七叶一枝花 30 克　野菊花 30 克　丹参 30 克　紫花地丁 20 克　干蟾皮 15 克　苦参 10 克　丹皮 10 克

【功效】化郁舒肝，降火解毒。

【用法】水煎，每日分 3 次温服。

【说明】本方适用于治疗乳腺癌。为加强疗效，可另用三七粉 3～5 克，每日分 3 次吞服。

乳腺导管内乳头状瘤

许履和　南京中医药大学附属医院主任医师

【处方】丹皮 10 克　栀子 10 克　醋炒柴胡 2 克　炒归身 10 克　白术芍各 10 克　茯苓神各 10 克　炙甘草 1.5 克　人参 10 克　炙黄芪 10 克　炙远志 5 克　广郁金 5 克　橘叶 5 克　制香附 10 克　藕节炭 10 克

【功效】清肝解郁，引血归脾。

【用法】水煎服。

【说明】本方适用于治疗乳腺导管内乳头状瘤。共治疗 10 余例，均治愈。

支气管肺癌

王羲明　上海市中医医院主任医师

【处方】生地 12 克　熟地 12 克　天冬 12 克　麦冬 12 克
京玄参 12 克　生黄芪 15 克　潞党参 15 克　漏芦 30 克　土茯
苓 30 克　鱼腥草 30 克　升麻 30 克

【功效】扶正养阴，清肺除热，解毒消肿。

【用法】水煎服。

【说明】本方适用于治疗原发性支气管肺癌有正气虚弱，
肺阴亏损，邪热内蕴的患者。临床治疗 50 例，总有效率
74%，其中显效 3 例，有效 34 例，无效 13 例。获 1、3、5 年
生存率分别为 44%、8%、4%。

原发性肺癌

刘嘉湘　上海中医药大学附属龙华医院教授

【处方】生黄芪 30 克　生白术 12 克　北沙参 30 克　天冬
12 克　石上柏 30 克　石见穿 30 克　白花蛇舌草 30 克　金银
花 15 克　山豆根 15 克　夏枯草 15 克　海藻 15 克　昆布 12
克　生南星 30 克　瓜蒌皮 15 克　生牡蛎 30 克

加减：阴虚去黄芪、白术，加南沙参、麦冬、玄参、百
合、生地；气虚去北沙参、天冬，加党参、人参、茯苓；肾阳
虚加补骨脂、淫羊藿、菟丝子、肉苁蓉、锁阳。

【功效】益气养阴，清热解毒，软坚化痰。

【用法】水煎服。3 个月为 1 疗程。

【说明】本方适用于治疗原发性肺癌。

转移性肺癌

王玉润　上海中医药大学教授

【处方】冬虫夏草 15 克　淫羊藿 15 克　仙茅 12 克

【功效】益肺补肾。

【用法】水煎服。

【说明】本方适用于治疗转移性肺癌。用本方治疗 2 例,取得显著效果。

胃　癌

王佑民　上海市徐汇区天平路地段医院主任医师

【处方】藤梨根 90 克　龙葵 60 克　石见穿 30 克　鹰不泊 30 克　鬼箭羽 30 克　铁刺铃 60 克　无花果 30 克　九香虫 9 克

加减:便秘加全瓜蒌 30 克（打）;呕吐加姜半夏 15 克;疼痛加苏罗子 15 克。

【功效】解毒活血,清热利湿。

【用法】水煎服。

【说明】本方适用于治疗中、晚期胃癌。用本方治疗 72 例,治疗后症状均有所改善,病灶基本稳定维持 1 个月以上者 50 例,有效率为 69.4%。

肝　癌

钱伯文　上海中医药大学教授

【处方】八月札 15 克 川楝子 9 克 大腹皮 15 克 桔皮 12 克 枳壳 9 克 木香 9 克 佛手片 6 克 郁金 12 克 莱菔子 12 克

加减：湿热内蕴加蒲公英、垂盆草、白花蛇舌草、田基黄、茵陈、栀子、黄芩、黄连、石上柏、大青叶、板蓝根、石见穿、龙胆草；湿重加茯苓、猪苓、泽泻、冬瓜皮子、车前子；阴虚加生地、旱莲草、女贞子、天冬、麦冬、石斛、沙参、白芍、龟板、鳖甲；脾虚加党参、白术、黄芪、薏苡仁、扁豆、茯苓、皮尾参。

【功效】疏肝理气。

【用法】水煎服。

【说明】本方适用于治疗原发性肝癌。共治疗 22 例，效果较其他疗法为优。

肝 癌

张宗良 江苏省肿瘤防治研究所主任医师

【处方】当归 9 克 赤芍 6 克 紫丹参 30 克 桃仁泥 12 克 杜红花 9 克 白芍 6 克 地鳖虫 9 克 广木香 5 克

加减：脾虚加炒党参 10 克、炒白术 9 克、炒枳壳 6 克、炙鸡内金 9 克；包块加京三棱 9 克、蓬莪术 9 克；疼痛加延胡索 9 克、炙乳香 5 克、没药 5 克；大便燥结加火麻仁 12 克、全瓜蒌 12 克、生大黄 9 克；便血加地榆炭 12 克、槐花炭 9 克、仙鹤草 15 克；脾肾阳虚加熟附片 3 克、上肉桂 3 克（后下）、炒党参 12 克、炒白术 9 克；黄疸腹水加茵陈 24 克、炒白术 9 克、泽泻 9 克、猪苓 12 克、茯苓 12 克、车前子 12 克（包）。

【功效】活血化瘀。

【用法】水煎服。

【说明】本方适用于治疗转移性肝癌。共治疗 8 例，治后肝脏肿块缩小，生存期（发现肝转移，开始服中药时算起）半年、1 年、2 年、3 年、4 年的生存率分别为 87.5%、75%、50%、25% 和 12.5%。

肝　　癌

张泽生　江苏省中医院教授

【处方】党参 12 克　当归 9 克　黄芪 12 克　白芍 9 克　三棱 9 克　莪术 9 克　醋柴胡 9 克　桃仁 9 克　炙甲片 9 克　木香 9 克　生鳖甲 12 克　青皮 9 克　陈皮 9 克　炙甘草 6 克　水红花子 30 克　川楝子 9 克　香附 9 克　枳壳 9 克　水蛭 6 克　半枝莲 30 克　蜀羊泉 30 克　石见穿 30 克

【功效】益气养血，活血化瘀，软坚消癥。

【用法】水煎服。

【说明】本方适用于治疗肝癌。用本方治疗 1 例经北京、上海两地医院证实为肝癌已不能手术的患者，当时右胁下肿块明显，疼痛剧烈，形体消瘦，纳食不思，口苦，经用上方治疗 2 年余，肝区胀痛大减，肿块缩小。上方制成丸剂调治，4 年后恢复工作。

大　肠　癌

王绪鳌　浙江中医药大学教授

【处方】槐角 12 克　金银花 12 克　白花蛇舌草 30 克　薏苡仁 30 克　藤梨根 30 克　土茯苓 30 克　猫人参 60 克　无花果 15 克　侧柏叶 9 克　苦参 9 克　生地榆 9 克

加减：热结便秘加甜瓜子、大黄、番泻叶、黄连；便血多加大小蓟、三七；腹泻加马齿苋、白头翁。

【功效】清热利湿，化瘀消肿。

【用法】水煎服。

【说明】本方适用于治疗大肠癌。用本方治疗 1 例直肠腺癌，治疗 3 个月，症状逐渐好转，大便成形，已存活 6 年余，能参加家务劳动。

肾　癌

胡安邦　上海医科大学肿瘤医院教授

【处方】牡蛎15 克　穿山甲 12 克　全蝎 6 克　青皮 6 克　木香4.5 克　五灵脂 9 克　桃仁 9 克　杏仁 9 克　鳖甲煎丸 12 克（吞）

加减：头晕耳鸣加首乌、沙苑子、白蒺藜、菊花；腹部肿块胀痛加丹参、红花、川楝子、大腹皮。

【功效】软坚破积，理气化痰，滋阴潜阳。

【用法】水煎服。

【说明】本方适用于治疗肾癌。用本方治疗 1 例肾透明细胞癌（活检证实），服药 5 个月，腹块消失，情况良好，开始半天工作，8 年后恢复全天工作。

膀　胱　癌

刘嘉湘　上海中医药大学附属龙华医院教授

【处方】生地 12 克　知母 12 克　黄柏 12 克　木馒头 15 克　蒲黄炭 12 克　半枝莲 30 克　七叶一枝花 30 克　大蓟 12 克　小蓟 12 克　象牙屑 12 克　蒲公英 30 克　车前子 30 克

【功效】滋阴清热，解毒止血。

【用法】水煎服。

【说明】本方适用于治疗膀胱癌。共治疗 6 例，结果痊愈 1 例，有效 3 例，无效 2 例。生存 1 年以上 1 例，5 年以上 1 例。

胰　腺　癌

刘嘉湘　上海中医药大学附属龙华医院教授

【处方】八月札 12 克　炮山甲 12 克　干蟾皮 12 克　香附 12 克　枸杞子 30 克　红藤 30 克　龙葵 30 克　紫金牛 30 克　夏枯草 30 克　蒲公英 30 克　石见穿 30 克　丹参 15 克　郁金 9 克　川楝子 9 克　广木香 9 克

【功效】清热解毒，祛瘀散结，理气止痛。

【用法】本方适用于治疗胰腺癌。用本方治疗 3 例，显效 2 例，有效 1 例。

前 列 腺 癌

许履和　南京中医药大学附属医院主任医师

【处方】桑螵蛸 10 克　益智仁 10 克　怀山药 10 克　台乌药 3 克　潞党参 10 克　云茯苓 10 克　煅龙骨 10 克　炙龟板 10 克　沙苑子 10 克　白花蛇舌草 12 克　菟丝子 10 克

【功效】补肾阴，摄膀胱。

【用法】水煎服。

【说明】本方适用于治疗前列腺癌手术后小便失禁症。曾用上方治疗 1 例，服药 15 剂而愈，随访 2 年未复发。

淋 巴 癌

刘嘉湘　上海中医药大学附属龙华医院教授

【处方】望江南30克　白花蛇舌草30克　夏枯草30克　海藻30克　牡蛎30克　野菊花30克　白茅根30克　紫丹参30克　全瓜蒌30克　昆布15克　淮山药15克　桃仁9克　南沙参12克　王不留行12克　蜂房12克

【功效】活血化瘀，化痰软坚，清热解毒。

【用法】水煎服。

【说明】本方适用于治疗淋巴癌。共治疗4例，临床治愈2例，有效1例，无效1例，总有效率为75%。

多发性骨血管瘤

胡安邦　上海医科大学附属肿瘤医院教授

【处方】柴胡9克　龙胆草9克　夏枯草15克　炙鳖甲24克　地骨皮12克　凤尾草24克　板蓝根15克　漏芦6克　僵蚕2克　蝉蜕12克　地龙12克　生姜2片

【功效】软坚化痰，清热解毒。

【用法】水煎服。

【说明】本方适用于治疗多发性骨血管瘤患者。曾用此方治愈1例。

骨 软 骨 瘤

谷铭三　辽宁省大连市中医院主任医师

【处方】补骨脂 15 克　杜仲 15 克　核桃仁 25 克　威灵仙 50 克　秦艽 15 克　细辛 5 克　川乌 5 克　桂枝 10 克　当归 15 克　木香 8 克

【功效】温经通络，温肾祛寒。

【用法】水煎服。

【说明】本方适用于治疗骨软骨瘤。用本方治疗 1 例获愈。恢复工作 8 年。

纤维性骨瘤

许履和　南京中医药大学附属医院主任医师

【处方】石决明 15 克（先煎）　夏枯草 15 克　当归 10 克　白芍 6 克　柴胡 2 克　红花 3 克　片姜黄 5 克　炒甲片 5 克　生甘草 1.5 克　陈皮 5 克　川芎 3 克　炙白僵蚕 4 克　小金丹 1 粒。

【功效】舒肝溃坚，化痰通络。

【用法】水煎服。

【说明】本方适用于治疗纤维性骨瘤。曾治愈 1 例左下颌骨良性肿瘤（经 X 线摄片证实）、1 例下颌部软组织瘤、1 例腮腺混合瘤。

静脉性血管瘤

颜德馨　同济大学附属第十人民医院教授

【处方】紫丹参 12 克　生牡蛎 30 克　泽兰 12 克　王不留行 12 克　炮山甲 4.5 克　丝瓜络 6 克　川芎 6 克　地鳖虫 4.5 克　威灵仙 12 克

加减：疼痛较甚者加桃仁 12 克、水蛭粉 1.5 克（分吞）。

【功效】清热化瘀，软坚消瘤。

【用法】水煎服。头 2 汁内服，第 3 汁外蒸。

【说明】本方适用于治疗静脉性血管瘤。曾治 1 例，服药 200 余剂，肿瘤缩小，手臂活动正常。

良性肿瘤

文琢之　成都中医药大学教授

【处方】玄参 12 克　牡蛎 30 克　川贝母 9 克　鳖甲 9 克　半枝莲 15 克　白花蛇舌草 15 克　丹参 15 克　木香 9 克　昆布 9 克　海藻 9 克　郁金 9 克　夏枯草 9 克

【功效】软坚散结，行滞活血，清热解毒。

【用法】上药制成浸膏片，每片 0.25 克，每日 3 次，每次 2 片，1 个月为 1 疗程，可连服 3 个月。

【说明】本方适用于治疗各种良性肿瘤包块，有较好疗效。治疗 156 例，其中纤维瘤 40 例、脂肪瘤 18 例、血管瘤 6 例、甲状腺腺瘤 24 例、淋巴结 30 例、乳腺小叶增生 38 例。肿块消失为痊愈 36 例；肿块缩小 1/2 以上为显效 56 例；肿块变软，自觉症状减轻为进步 53 例；无效 11 例。

白细胞减少

段凤舞　中国中医科学院广安门医院研究员

【处方】生黄芪 15～30 克　太子参 15～30 克　白术 10 克　陈皮 6～10 克　半夏 10 克　山药 10 克　当归 10 克　枸杞子 15 克　女贞子 15 克　何首乌 15 克　黄精 15 克　知母 6 克

鸡血藤 15～30 克　石韦 30 克　参三七粉 3 克（冲）　大枣 5 枚

加减：血小板降低加商陆 15 克、五味子 10 克。

【功效】健脾补肾，益气生血。

【用法】水煎服。

【说明】本方适用于治疗化疗后引起的白细胞减少。临床应用多例，均有效。若服上方取效不显，则用鹿茸、人参、参三七、紫河车、阿胶，研末服。

白 血 病

颜德馨　同济大学附属第十人民医院教授

【处方】水红花子 10 克　皮硝 30 克　樟脑 12 克　桃仁 12 克　地鳖虫 12 克　生南星 15 克　生半夏 15 克　穿山甲 15 克　三棱 15 克　王不留行 15 克　白芥子 15 克　生川乌 15 克　生草乌 15 克　生白附子 9 克　延胡索 9 克

【功效】化积散结，活血通络。

【用法】上药研细末，以蜜及醋调成泥，加麝香 1.2 克、梅片 3 克，外敷脾肿大处。

【说明】本方适用于治疗慢性粒细胞型白血病引起的脾脏肿大。共治疗 7 例，结果显效 4 例，进步 1 例，无效 2 例。

脑 瘤

刘嘉湘　上海中医药大学附属龙华医院教授

【处方】夏枯草 30 克　海藻 30 克　昆布 15 克　桃仁 9 克　白芷 9 克　石见穿 30 克　王不留行 12 克　赤芍 15 克　生南

星 15 克　蜂房 12 克　野菊花 30 克　生牡蛎 30 克　全蝎 6 克

【功效】化痰软坚，祛瘀解毒。

【用法】水煎服。

【说明】本方适用于治疗颅内肿瘤。共治疗 11 例，痊愈 1
例，显效 3 例，有效 4 例，无效 3 例。生存 1 年以上 10 例，
其中生存 2 年 3 例，3 年及 6 年以上各 1 例。

癌　症　疼　痛

刘嘉湘　上海中医药大学附属龙华医院教授

【处方】蟾酥　生川乌　七叶一枝花　红花　莪术　冰片
（原文未注明剂量）

【功效】活血化瘀，消肿止痛。

【用法】将上药制成布质止痛橡皮膏，外贴于疼痛之处。

【说明】本方适用于治疗各种癌症疼痛。共治疗 177 例，
显效 77 例，有效 87 例，无效 13 例，总有效率为 92.65%。一
般外贴 15 ~ 30 分钟起效，缓解疼痛时间维持较长，连续应用
无成瘾和毒副作用。